Médecin-Major de 1re classe SALLE

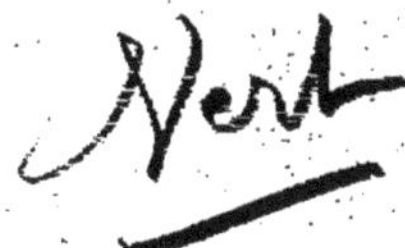

LA

REINE DE LA ROUTE

ÉLÉMENTS DE PHYSIOLOGIE ET NOTIONS D'HYGIÈNE PRATIQUE

A L'USAGE DES OFFICIERS CYCLISTES

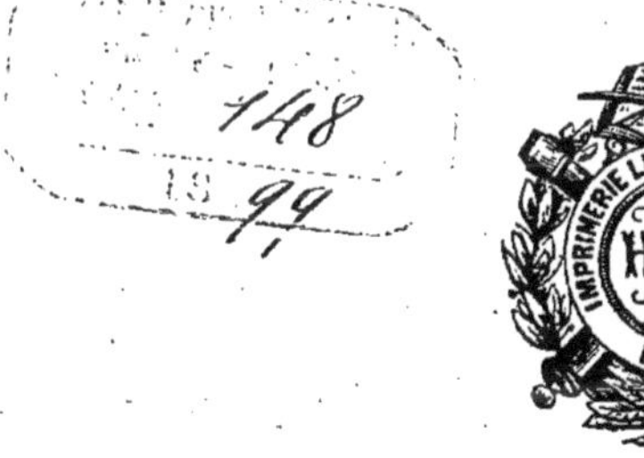

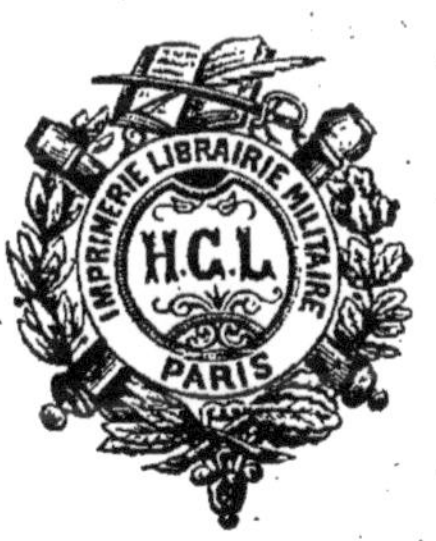

PARIS
HENRI CHARLES-LAVAUZELLE
Éditeur militaire
118, Boulevard Saint-Germain, Rue Danton, 10

(MÊME MAISON A LIMOGES)

LA

REINE DE LA ROUTE

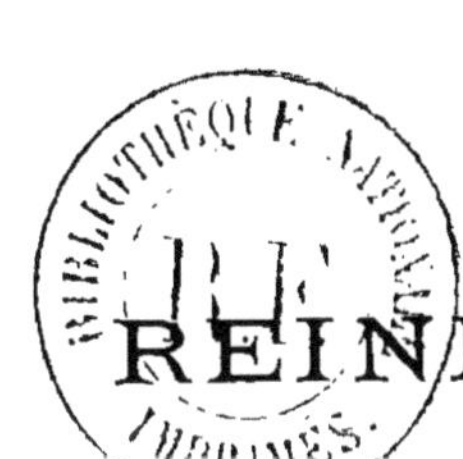

Docteur SALLE

MÉDECIN-MAJOR DE 1re CLASSE

LA REINE DE LA ROUTE

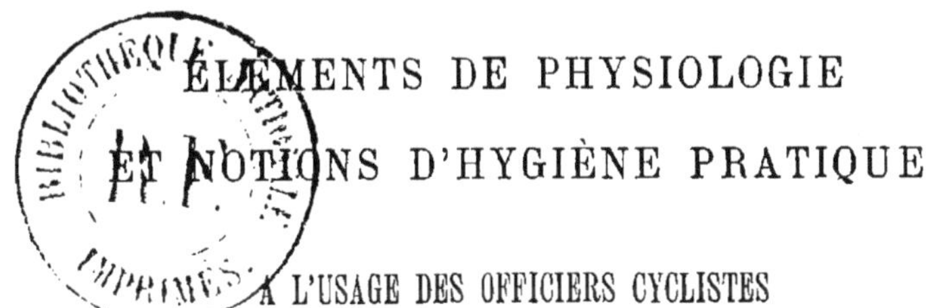

ÉLÉMENTS DE PHYSIOLOGIE

ET NOTIONS D'HYGIÈNE PRATIQUE

A L'USAGE DES OFFICIERS CYCLISTES

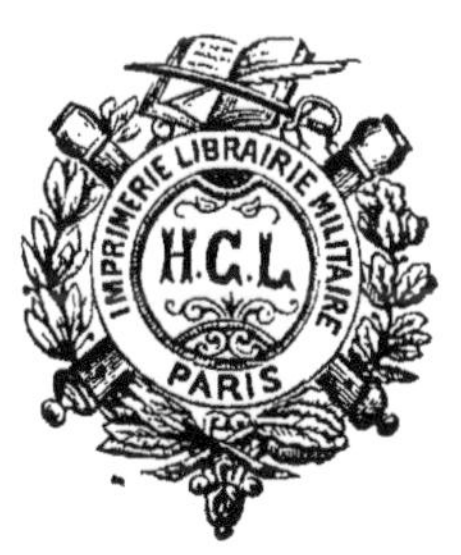

PARIS

HENRI CHARLES-LAVAUZELLE

Éditeur militaire

118, Boulevard Saint-Germain, Rue Danton, 10

(MÊME MAISON A LIMOGES)

AVANT-PROPOS

La bicyclette règne en maîtresse dans nos usages, elle est entrée dans nos mœurs (1); elle a même réussi à conquérir son droit de cité dans le monde militaire où l'on étudie les côtés pratiques de son utilisation en campagne. Par l'instruction ministérielle du 5 avril 1895, les officiers ont été encouragés à se livrer à un exercice physique qui, s'il promet à l'armée des chefs vigoureux et alertes, constitue aussi pour eux un passe-temps agréable, aussi sain que moral.

Si l'on a pu dire que l'usage de la bicyclette était de tous les genres d'exercices physiques le plus apte à ramener promptement la régénération de la race (Reuss), on a dû ajouter aussitôt que c'était à condition que le cyclisme serait pratiqué avec modération et de façon rationnelle. Or, combien peu nombreux sont-ils ceux qui, faisant de la bicyclette, connaissent le pourquoi et le comment de ce sport; nouveaux adeptes de M. Jourdain, ils le pratiquent sans le savoir, alors qu'il serait d'un intérêt capital pour eux d'avoir appris à mieux utiliser leurs forces, à les entretenir, à les

---

(1) En 1894 il y en avait 203,026 soumises à la taxe; ce nombre est monté en 1896 à 329,816; il dépassera certainement 400,000 en 1898.

réparer, et surtout à ne pas compromettre leur santé. S'il est un exercice d'où le snobisme devrait être banni, c'est bien celui-là : je vais essayer de le démontrer.

« Le problème du cyclisme est double; il est en partie mécanique, mais aussi en partie physiologique, a dit le professeur Marey, puisque le cycle emprunte sa force motrice à un être vivant. » Je parlerai donc physiologie, parce qu'il est impossible de faire autrement, mais je ne dirai que ce qui sera indispensable; quand je parlerai mécanique, je n'avancerai que des faits prouvés et admis, aussi me garderai-je de les présenter au milieu de formules qui seraient chères peut-être à des mathématiciens, mais qui nous importent peu. Je prie donc le lecteur de me croire sur affirmation, quitte pour lui à se reporter aux textes s'il n'accepte pas le fait avancé.

Pour la netteté du sujet et la clarté de l'exposition, je crois bien faire en séparant artificiellement des questions connexes, car tout se tient en vélocipédie, et j'étudierai à part le cavalier, sa monture, son entraînement et son hygiène.

LA

REINE DE LA ROUTE

I

Le cavalier.

> « On marche avec ses muscles; on court avec ses poumons; on galope avec son cœur; on résiste avec son estomac; on arrive avec son cerveau. »
> Professeur Tissié (de Lyon).

La synthèse physiologique des exercices physiques a été résumée par le professeur Tissié de façon fort humoristique et très heureuse dans les aphorismes placés en épigraphe au commencement de ce chapitre. Ils s'appliquent à merveille à la bicyclette; c'est à les expliquer que je vais m'employer.

La physiologie du cyclisme est encore peu avancée; ce côté de la question est fort complexe, en effet, en raison même des variabilités extrêmes présentées par le moteur animé qu'est le cycliste. Il faudra y consacrer de longues et de patientes recherches, mais nous sommes certains de les voir tôt aboutir, car elles sont entreprises par le professeur Marey, à la station physiologique du Parc-des-Princes.

Physiologie générale à l'occasion du mouvement. — Quand les muscles se contractent, chacun d'eux devient le siège d'actions chimiques qui ont pour effet de dégager de la chaleur. Une partie de celle-ci est transformée en travail mécanique, l'autre se répand dans l'organisme dont il élève la température.

Ces actions chimiques sont de véritables combustions de nos tissus qui tendent ainsi à disparaître. C'est alors qu'intervient la circulation du sang pour régénérer sans cesse les éléments détruits et emmener les déchets de combustion. Ceux-ci, charriés par le sang veineux, arrivent aux reins, qui filtrent avec les urines les éléments dissous, et aux poumons qui régénèrent le sang à l'aide de l'oxygène de l'air, après avoir expulsé, sous forme d'acide carbonique, les produits gazeux des combustions intimes.

Le sang revivifié arrive au cœur; celui-ci l'envoie dans les muscles réparer les dégâts produits par leur travail.

Nous allons donc successivement passer en revue le mode d'action des muscles, le rôle de la respiration et celui de la circulation, seules fonctions qui intéressent si l'on veut en déduire des règles d'hygiène pratique.

I. — DU TRAVAIL MUSCULAIRE

Le mécanisme qui préside aux mouvements des pédales n'est pas du tout identique à celui qui fait avancer le marcheur, et les groupes musculaires n'entrent pas en jeu de la même façon.

Sur sa bicyclette, l'homme repose par six points d'appui : les ischions (os constituant la pointe des fesses), les mains et les pieds; dans la marche, il n'y a que deux points de contact; donc, et par cela seul déjà, marcher doit fatiguer davantage que vélocer (Baudry de Saunier).

Dans la marche ordinaire à pied, tout le travail musculaire incombe aux extenseurs; les fléchisseurs n'ont qu'à ramener la jambe de l'arrière à l'avant; et encore sont-ils aidés dans cette action par le mouvement pendulaire imprimé au membre par son propre poids. En machine, les fléchisseurs ont un rôle à jouer; nous verrons tout à l'heure combien ils y sont mal préparés et les inconvénients qui résultent de leur faiblesse fonctionnelle.

En outre, dans la marche, le poids du corps est un élément important comme cause de fatigue; cet élément fait défaut au cycliste (Laborde). D'où cette conclusion : un homme éprouvera d'autant plus de plaisir à pédaler qu'il se fatiguait plus vite à marcher.

Enfin il est courant de comparer la progression à bicyclette avec l'ascension d'un escalier. Ce sont deux choses tout à fait différentes; ce qui caractérise la première, en effet, c'est le transport du centre de gravité suivant une ligne horizontale, sans aucune oscillation verticale, comme il s'en produit au contraire dans la montée d'un escalier. (Lucas-Championnière.)

Par conséquent, la progression à bicyclette se fait suivant un mode tout particulier, qui n'a pas d'analogue dans notre mécanique animale; inutile d'ajouter que tout réside dans l'action des muscles. A ce point de vue, je les rangerai en deux catégories : 1° ceux qui travaillent; 2° ceux qui n'ont qu'un rôle passif de protecteur à l'égard de diverses parties du squelette, c'est-à-dire qui servent de coussins aux mains, aux pieds et surtout aux ischions. Ceux-ci nous intéressent peu, théoriquement du moins; j'arrive donc à l'étude du fonctionnement des muscles de la première catégorie; et pour ne pas allonger cette partie, plutôt aride, je passerai sur leur description anatomique, en la supposant connue du lecteur.

a) Muscles des membres inférieurs.

Ce sont les muscles des membres inférieurs qui ont le plus rude labeur à effectuer; et, parmi ceux-ci, c'est à ceux de la cuisse qu'est dévolue la tâche la plus considérable. Il est certain que les muscles de la jambe agissent un peu pour aider au mouvement, lorsqu'on pédale bien rond ou quand on pratique l'ankle-play, mais ce sont ceux de la cuisse qui poussent la machine en avant. Encore est-il nécessaire de faire une distinction : les seuls vrais artisans de la propulsion sont les extenseurs de la cuisse sur le bassin et ceux de la jambe sur la cuisse, c'est-à-dire ceux qui ont pour fonction d'étendre le membre inférieur dans l'axe du tronc. Parmi les premiers, je citerai le groupe des fessiers, le grand surtout; parmi les autres, le quadriceps fémoral constitué par le gros paquet musculaire qui se trouve en avant de la cuisse.

Ce quadriceps fémoral, en se contractant, étend la jambe sur la cuisse; la jambe pousse devant elle : c'est le coup de pédale. Je ferai remarquer en passant combien les extenseurs se jouent facilement de la faible résistance qu'ils éprouvent, comparativement à celle qu'ils ont accoutumé à vaincre dans la marche à pied. Comme le muscle fémoral antérieur s'insère en haut au bassin, et en bas à la rotule, plus son insertion supérieure sera reportée en avant, plus son action sera puissante, puisque sa direction tendra à s'éloigner du parallélisme qu'elle avait avec le fémur, pour faire avec lui un certain angle. Or, lorsqu'on se penche en avant, on réalise cette condition ; donc plus on sera penché, plus l'angle sera ouvert, par conséquent plus l'effort sera rendu facile : ceci explique, en partie, pourquoi les coureurs prennent une position couchée.

Mais dans un coup de pédale le mouvement de la jambe entière se compose d'un deuxième groupe d'oscillations qui sont commandées cette fois par les fléchisseurs. Or, ces muscles sont entraînés depuis l'enfance à un faible et tout particulier travail; ils vont donc avoir à entrer plus énergiquement en fonction que dans la marche, car ils n'ont plus de mouvement pendulaire à exécuter, mais bien un mouvement circulaire. Il faut reconnaître que dans la réalité ils sont absolument incapables de suffire à ce travail, à moins que l'attention du cycliste ne soit concentrée sur eux : si bien qu'au lieu de faire leur métier de releveurs de la jambe, ils laissent le pied prendre appui sur la pédale remontante et font faire la plus grande partie de leur travail par les extenseurs de l'autre jambe.

En fait, il existe donc une contre-pression sur cette pédale remontante, mais, dans la réalité, il n'y a pas lieu d'en tenir trop compte lorsqu'on roule en terrain *normal*, parce que ce poids mort est contre-balancé par le poids de l'autre jambe qui appuie sur la pédale descendante. Ce n'est que lorsque la pédale devient dure qu'il faut réduire la contre-pression; c'est une manière d'augmenter la pression sans demander plus de travail aux fibres musculaires (capitaine Perrache).

b). Muscles du tronc.

L'exercice de la bicyclette est le seul qui fasse travailler à la fois tous les muscles du corps. Ceux du tronc ont eux-mêmes un rôle important à jouer : c'est tellement vrai que chez le débutant ils se fatiguent davantage que ceux des jambes, parce que son unique souci, c'est la conservation de l'équilibre. Or, c'est précisément la contraction inconsciente, la tonicité des muscles des gouttières vertébrales qui assure cet équilibre; bien mieux, et cela va à l'encontre d'un préjugé, c'est elle qui empêche la vélocipédie de transformer ses adeptes en bossus et qui lui donne le moyen de redresser ceux qui l'étaient devenus par suite de faiblesse musculaire.

Ceci concerne le revêtement musculaire postérieur du tronc. En avant, il existe de chaque côté et en haut de la poitrine une grosse masse charnue, le muscle grand pectoral, qui réunit au bras la clavicule et les côtes supérieures. Quand il se contracte pour aider les efforts du cycliste, il fixe le bras; dès lors il agit sur ses insertions costales pour les attirer en dehors et en avant : il travaille donc à augmenter le développement de la poitrine.

c) **Muscles des membres supérieurs.**

Enfin les muscles des bras ont aussi leur rôle à jouer dans l'effort et dans la conservation de l'équilibre. La presque totalité de leur travail consiste dans le mouvement de flexion de l'avant-bras sur le bras : ce mouvement a pour but, quand il est prononcé en cas d'effort, de tirer vigoureusement sur le guidon comme si on voulait l'arracher. Par ce stratagème, le cycliste se cramponne à un point d'appui qui lui permet de répartir une partie du poids de son corps sur les poignets et de dégager d'autant celui qui pèse sur la selle; les membres inférieurs sont ainsi en meilleure condition pour donner toute leur puissance.

d) **Muscles qui travaillent le plus.**

Si tous les muscles sont en action quand on pédale, il est évident que tous n'ont pas à fournir une égale somme de travail. Pour connaître ceux qui se dépensent le plus, il suffit d'interroger un néophyte; il accuse toujours une douleur dans les régions où se trouvent les points de fixation des muscles qu'il a le plus exercés (Lucas Championnière). Ces régions sont : la partie supérieure du genou (insertion inférieure du quadriceps fémoral); les côtés (insertions costales du grand pectoral); les poignets et les avant-bras; enfin le dos (avec du lumbago), ainsi que je le citais quelques lignes plus haut.

e) Variations du travail musculaire selon le genre de l'exercice.

Le travail musculaire à bicyclette n'est pas toujours identique à lui-même; il est variable suivant qu'on se livre à des exercices de force, de vitesse ou de fond.

1° *Exercices de force* (montée de côte, etc.). — Lorsqu'on exécute un exercice de force, chaque mouvement met en jeu la puissance contractile d'une grande masse de muscles dont les fibres doivent donner toute leur énergie. Les exercices de ce genre exigent par conséquent une grande dépense de forces physiques et une grande somme de volonté tout à la fois : ils épuisent rapidement.

Nous les caractériserons en disant qu'ils représentent une *accumulation* de travail;

2° *Exercices de vitesse.* — Dans les exercices de vitesse il y a répétition fréquente des mouvements musculaires; les fibres doivent passer du repos à l'action, dans un délai très court et un grand nombre de fois de suite. Ils exigent donc une grande dépense d'influx nerveux; aussi ne conviennent-ils guère qu'aux jeunes hommes.

Ils sont caractérisés par la *multiplication* du travail, bientôt suivie d'accumulation par le fait de la succession rapide des efforts.

3° *Exercices de fond.* — Enfin, dans les exercices de fond, c'est la durée des efforts qui domine; mais comme il y a *fractionnement* de l'énergie, le sujet entraîné n'en subit aucune atteinte, tant que l'exercice est en rapport avec son aptitude spéciale.

Ces exercices ont pour effet physiologique de ménager les organes tout en activant leurs fonctions; ils conviennent bien aux cyclistes de l'âge mûr.

f) Conséquences du travail musculaire.

Les personnes qui n'ont pas étudié ou pratiqué la bécane — leur nombre diminue, mais ils sont encore légion — s'en vont répétant partout cette opinion courante que la bicyclette déforme les jeunes sujets, qu'elle les courbe, leur fait une poitrine étroite, et ne développe que leurs mollets. Quel ramassis d'erreurs nées de cette triste habitude de ne juger que sur les apparences! Les cyclistes sont droits, je l'ai déjà dit; — leur système musculaire est universellement et harmonieusement développé (Lucas Championnière) — aussi bien les extenseurs des jambes que les muscles des bras et des épaules; leur poitrine est large; nous avons déjà vu quelle était l'action des muscles pectoraux; mais il convient d'ajouter que le développement de la poitrine est surtout provoqué par le mouvement habituel des membres inférieurs. On pourrait supposer que ce développement est plutôt en rapport avec le développement musculaire des athlètes voués exclusivement aux mouvements de la partie supérieure du corps : il n'en n'est rien. L'usage de la bicyclette a permis une nouvelle vérification de cette règle; elle fait augmenter la capacité thoracique — cela a été mesuré — et procure à ses adeptes un accroissement de leur capacité vitale.

Enfin on a constaté que la puissance musculaire était augmentée au dynamomètre immédiatement après un exercice, alors que plus volontiers on aurait supposé le contraire (Guillemet).

En outre de son effet direct sur le muscle, le travail provoque une double série d'actions et de réactions, d'où résulte une nutrition plus active; il augmente les échanges organiques.

Fatigue. — Mais en cela comme en toutes choses, il est une mesure qu'on ne saurait impunément dépasser; tout travail musculaire trop prolongé amène la fatigue, et cela d'autant plus vite qu'il a été plus monotone; si, en même temps que prolongé, il a été violent, il produit de la courbature et quelquefois du surmenage, qui est de la fatigue poussée à l'excès, avec auto-intoxications surajoutées.

Qu'est-ce que la fatigue? L'exercice détruit, dans des muscles restés jusque-là inactifs, les réserves azotées qui s'y étaient accumulées par le fait du repos. Nous avons vu que la résultante de cette destruction se composait de chaleur et de déchets (produits toxiques de désassimilation), tels que l'urée, les urates et l'acide urique. Si ces déchets sont trop abondants pour que les reins puissent les éliminer rapidement, ils vont continuer à circuler partout en attendant leur tour d'aborder le filtre rénal. Les muscles qui sont en contact plus immédiat avec ces déchets seront gênés dans leur fonctionnement; ils subiront des tiraillements qui seront perçus douloureusement par le système nerveux. C'est la fatigue locale et générale, avec ses deux éléments, musculaire et nerveux.

Elle constitue donc une sorte de régulateur qui nous avertit que nous dépassons la limite de l'effet utile, et qui prévient l'organisme qu'il lui faudra un certain temps pour que tout soit remis en place.

On a souvent comparé la machine humaine à un moteur thermique; l'analogie est absolument démontrée (Béclard-Hirn-Lortet). Or, qu'est-ce que la fatigue? sinon le besoin de remiser la machine au dépôt, pour en nettoyer le foyer, les chaudières, etc., de toutes les scories, de toutes les cendres qui les encombraient.

Transpiration. — Sous l'influence de tout exercice physique, il se produit une suractivité circulatoire à laquelle se rattache une suractivité fonctionnelle sécrétoire de la peau. Celle-ci va donc pouvoir éliminer plus rapidement l'eau produite par la décomposition des hydrocarbures (de la graisse) due au travail musculaire, et permettre ainsi à la sueur de jouer son rôle important de moyen de défense de l'organisme contre la chaleur.

Le système nerveux domine par son importance la succession des phénomènes qui se passent dans les glandes sudoripares cutanées. Quel est celui qui n'a pas été inondé de sueur un jour de colère, d'impatience, à propos d'un mouvement de l'âme quelconque, mais un peu vif? Or, cette poussée de sueur n'était nullement en rapport avec les efforts minimes qu'on avait pu faire; il était utile de faire remarquer que le système nerveux joue un rôle prépondérant dans la sécrétion de la sueur, qui n'est pas exclusivement sous la dépendance du travail musculaire.

II. — DE LA RESPIRATION

Je disais au commencement de ce chapitre quelle était l'importance physiologique de l'acte respiratoire; l'organisme ne peut donc travailler rationnellement que si les poumons sont en mesure de remplir le rôle essentiel qui leur est propre: à savoir de fournir à l'homme cet oxygène, que les anciens appelaient sans le connaître le *pabulum vitæ*, et qui lui permet de vivre, d'agir, de réparer et d'entretenir son organisme.

a) **Comment faut-il respirer ?**

Et d'abord, comment faut-il respirer? Par le nez ou par la bouche? (Car on ne peut pas respirer par les deux à la fois).

Il est avantageux que l'air respiré subisse une légère

préparation avant d'aborder les voies respiratoires principales : il doit être réchauffé et rendu moins sec. Si l'on respire par la bouche, le trajet suivi par l'air sera trop court et parcouru trop rapidement, pour qu'il ait eu le temps de subir la moindre modification. Si l'on respire par le nez, au contraire, il entrera en contact avec une muqueuse très humide, très chaude et très développée. En outre, les cornets constituant des obstacles nombreux et irréguliers, ils obligent l'air respiré à subir une sorte de filtration et lui donnent ainsi le temps de se charger de vapeur d'eau, de se mettre en équilibre de température avec le corps et de se débarrasser des poussières en suspension.

Donc, il faut respirer par le nez, et cela avec d'autant plus de nécessité que la différence sera plus grande entre la température extérieure et celle du corps : en hiver, par conséquent.

Certaines personnes ne peuvent pas satisfaire à cette obligation pour des raisons pathologiques constitutionnelles ou acquises. Celles-ci devront essayer d'obturer leur bouche en y enfermant un corps étranger assez volumineux pour ne pas être avalé, un caillou, par exemple. Si elles ne peuvent y arriver, elles devront, en hiver tout au moins, placer devant leur bouche un mouchoir à travers lequel l'air sera obligé de filtrer et leur arrivera moins froid.

b) Discipline de la respiration.

L'importance de l'oxygène de l'air exige qu'on en surveille et qu'on en règle l'absorption : c'est *la discipline de la respiration*, qui doit être absolument réglée, rendue forte, longue, bien régulière et bien profonde. Le cycliste doit s'habituer à ventiler largement ses poumons, en réduisant au minimum les mouvements respiratoires; faute de cet entraînement spécial, toutes les autres qualités d'endurance qu'il aurait acquises seront de peu d'importance; il ne pourra jamais résister à l'essoufflement.

c) Essoufflement.

Qu'est-ce donc que cet essoufflement, si pénible dans les débuts et si souvent la pierre d'achoppement du sport vélocipédique?

Etre essoufflé, c'est éprouver un besoin exagéré de respiration, c'est aspirer l'air par des mouvements courts et précipités; c'est, physiologiquement, la nécessité d'hématoser le sang surchargé d'acide carbonique; c'est, en un mot, une intoxication par ce gaz.

Cet état asphyxique du sang peut être consécutif : ou bien à la présence d'un obstacle, soit à l'introduction de l'air dans le poumon, soit au cours du sang dans cet organe; ou bien à un exercice plus ou moins violent, plus ou moins prolongé. A bicyclette, lorsqu'il y a exagération de l'activité musculaire, le travail des membres inférieurs jette dans la circulation une quantité énorme d'acide carbonique, en rapport avec les grosses masses musculaires qui les composent. D'autre part, quand on fait un effort au-dessus de sa condition du moment, l'expiration se fait avec violence; par conséquent le rythme respiratoire est rompu dans sa régularité; l'effort constitue donc un obstacle à une oxygénation suffisante du sang. Dans de telles conditions, la fatigue survient plus vite, les mouvements respiratoires ne tardent pas à faire défaut : une dyspnée plus ou moins intense en est la conséquence; bientôt le cœur s'épuise, lui aussi, à force de lutter contre la pression énorme que lui impose l'expiration violente de l'effort; il n'a plus assez de force pour chasser le sang vers les surfaces pulmonaires, où il trouverait le salut : c'est un deuxième obstacle. Le sang reste surchargé d'acide carbonique : il y a intoxication. A force de lutter, le cœur va finir par épuiser son énergie; il se ralentira d'abord pour s'arrêter bientôt; ce sera la syncope et peut-être la mort!

Quand se produit-il? De ce qui précède on peut conclure déja que là où il y a essoufflement il y a eu effort; c'est la quantité et non la répétition du travail mécanique effectué dans l'unité de temps qui en est la vraie cause déterminante.

Que de cyclistes sont à bout d'haleine pour avoir voulu se maintenir toujours et quand même à une vitesse uniforme, sans tenir compte des inégalités de résistance présentées par la machine (pente légère, vent faible); pour y arriver, ils ont dû multiplier leurs efforts; ils sont essoufflés, alors qu'en faisant varier leur vitesse, ils n'auraient éprouvé aucune gêne respiratoire.

Je voulais en venir à dire ceci, qu'une des grandes causes de l'essoufflement, c'est ce travers, si fréquent chez le véloceman, même entraîné, qui consiste à toujours vouloir conserver un train déterminé au lieu de le faire varier sans cesse suivant les nécessités de la route (capitaine Perrache).

L'essoufflement, en dehors de ce cas particulier, s'observe soit chez des vélocipédistes qui n'ont pas atteint le degré de préparation, d'entraînement nécessaire, soit chez d'autres bien entraînés qui, eux, se trouvent dans une condition passagère dans laquelle ils ne doivent pas se livrer à un travail musculaire. Si chez quelqu'un l'entraînement méthodique ne permet pas de faire disparaître cette tendance à l'essoufflement, c'est qu'il est hors d'état de pratiquer la bicyclette dans les conditions les plus ordinaires, et il devra y renoncer à jamais. (Lucas Championnière.)

Bien souvent l'essoufflement doit être reproché à l'individu chez lequel on le rencontre (Lagrange); et cela parce qu'il respire *mal*, parce qu'il n'a pas su discipliner sa respiration, ainsi que je l'énonçais tout à l'heure. En effet, s'il ne respire pas suffisamment pour bien alimenter son foyer de combustion, il se trouvera en état d'asphyxie; malgré lui il précipitera sa respiration pour courir après cet oxygène qui lui manque : il sera essoufflé !

Signes et degrés. — L'essoufflement présente à l'observation plusieurs périodes qui sont ainsi caractérisées :

1re *période.* — Augmentation de fréquence des mouvements respiratoires, figure *rouge*, œil brillant, battements aux tempes.

2e *période.* — Malaise vague, constriction précordiale, brouillard devant les yeux, bruissements d'oreille, bouche ouverte et narines dilatées, respiration embarrassée, inspiration longue, expiration courte, figure *pâle*, plombée.

3e *période* (asphyxique). — Angoisse générale, vertiges, perte de connaissance, respiration très courte et rapide, affaiblissement et intermittences cardiaques, syncope mortelle.

Règles d'hygiène. — L'essoufflement, tel que nous venons de l'expliquer, n'est donc autre chose que le besoin de s'arrêter, pour permettre au poumon d'éliminer les déchets gazeux provenant d'une dépense exagérée de combustible pendant quelques minutes. C'est la soupape de sûreté de la machine humaine; c'est une sorte de mesure physiologique qui marque à l'organisme le point qu'il ne faut pas dépasser dans l'exercice physique. Il est heureux, en somme, que l'essoufflement se produise pour annoncer à l'homme qu'il se trouve en imminence de danger; il le force à s'arrêter et il doit obéir *immédiatement ;* poursuivre sa route dans une semblable condition ce serait courir au-devant d'un accident mortel.

Pour éviter l'essoufflement, il suffit de proportionner son travail au pouvoir éliminateur du poumon et d'adopter expérimentalement un train de marche, une allure déterminés, en ayant soin de ménager ses forces dès le départ. C'est à chacun à tâter sa susceptibilité particulière et à se fixer une limite maxima d'efforts, en deçà de laquelle il sera toujours prudent de demeurer.

Si l'essoufflement poussé à un pareil degré est une menace et un danger, il n'en est pas de même lorsqu'il est à peine esquissé. Très modéré, il devient presque salutaire en favorisant le déplissement des vésicules pulmonaires; et à ce titre il pourrait être utile aux emphysémateux chez lesquels ce déplissement laisse surtout à désirer.

III. — DE LA CIRCULATION

Le cœur domine toute la physiologie des mouvements; c'est l'organe qui en ressent l'action la plus immédiate. On vient de voir que, dans l'essoufflement, c'était lui qui prenait la part la plus complète et la plus dangereuse.

Pression. — Les efforts exagérés tendent, nous l'avons dit, à l'accumulation du sang, à une augmentation de pression dans le ventricule droit (Mendelssohn); l'usage de la bicyclette peut donc n'être pas tout à fait sans inconvénient pour le cœur. Du côté des vaisseaux, au contraire, il n'y a pas de danger, car il a été démontré que la pression intravasculaire diminuait pendant la course.

Rythme. — L'exagération des mouvements amène une accélération des battements du cœur qui, dans un exercice modéré, n'a qu'un effet salutaire sur la nutrition générale et sur le fonctionnement de la peau (v. page 245); mais après un exercice de vitesse, le choc de la pointe devient très énergique et il est abaissé de 1° à 2° : par conséquent cet exercice a provoqué une sorte de dilatation aiguë du cœur, physiologique il est vrai, mais qui pourrait devenir définitive si les courses rapides se renouvelaient trop souvent. L'accélération du rythme cardiaque, après une randonnée rapide de 60 kilomètres, était de 260 pulsations à la descente de la machine; trois heures après, le pouls battait encore 200 à la minute. Ce sont là, c'est bien évident, des chiffres extrêmes qu'on n'observera pas souvent sur un vélocipédiste sérieux et raisonnable; mais enfin ils montrent jusqu'où peut aller le trouble cardiaque quand on a soumis le cœur à un travail exagéré; ils me permettent de faire remarquer combien il est nécessaire aux cyclistes que leur cœur soit intact et conservé de même. Je rappelle, à ce sujet, qu'on a signalé, il n'y a pas longtemps — cela souleva même une certaine émotion à l'époque — cinq cas de mort survenue pendant ou immédiatement après une course et attribuables à une maladie de cœur (L. Petit).

Non seulement le cœur doit être sain, mais encore il doit être entraîné : j'y consacrerai quelques lignes quand je m'occuperai de l'importante question de l'entraînement en général.

IV. — DU SYSTÈME NERVEUX

Malgré son rôle important dans toutes les fonctions physiologiques, j'aurais laissé de côté le système nerveux, si je n'avais pas cru devoir dire quelques mots des produits *excitants*, tels que la kola, la coca, etc., dont on fait actuellement une débauche réellement abusive. J'y ajoute l'alcool.

Certes, ces substances peuvent être très utiles quand elles sont bien dosées et judicieusement administrées; mais en prendre régulièrement, fréquemment, sans règle, à tout propos, c'est courir à un désastre, c'est contribuer à ruiner non seulement l'action musculaire, mais encore l'action cardiaque que nous venons de voir si nécessaire. (Lucas-Championnière).

Kola. — Aussitôt après l'absorption d'une dose de kola, il se produit une période d'excitation musculaire de courte durée, pendant laquelle les réserves de l'organisme ont le temps de se dépenser plus vite; quand l'action cesse, assez brusquement d'ailleurs, on se trouve tout étonné de n'arriver qu'à grand'peine à l'étape. (Docteur Coulon.) Bien mieux, certains hommes de sport, au lieu d'y trouver un surcroît de force, même momentané, n'en n'ont jamais obtenu qu'une diminution de la puissance et de la précision de leurs mouvements.

Ces données, fruits d'une observation attentive, ont reçu tout dernièrement leur explication physiologique. Il a été démontré que la puissance musculaire dynamométrique, au lieu d'être augmentée, ainsi que je l'ai signalé, était toujours diminuée lorsque le sujet avait fait usage d'un excito-moteur tel que la kola. (Docteur Guillemet, 1897.)

Il sera donc prudent de ne pas sacrifier à la mode, de ne pas céder aux annonces alléchantes, et de considérer la kola comme un médicament, fort utile, je le répète, mais sur l'emploi duquel il conviendra de demander des conseils à un guide médical.

Alcool. — Dire ici que l'alcool est un poison, c'est répéter une vérité amplement démontrée ; mais je le dois faire cependant, car il est peu de cyclistes qui semblent en être convaincus, au moins si l'on en juge par le nombre de ceux qu'on peut voir arrêtés aux portes des innombrables cabarets qui émaillent trop souvent les bords des routes de notre belle France.

L'alcool est l'ennemi le plus redoutable du vélocipédiste; nous espérons qu'à son tour la bicyclette en aura raison : ceci tuera cela!

La bière coupe les jambes; l'absinthe est un poison dangereux; le vin lui-même ne donne qu'une illusion momentanée de vigueur; et les liqueurs alcooliques, même étendues d'eau, sont très rapidement absorbées, d'autant plus vite que l'estomac est plus vide. Je ne ferai guère qu'une petite exception en faveur du punch (du vrai), parce que le sucre, le citron et le thé qui entrent dans sa composition, retardent l'absorption de l'alcool.

Certes, et à dose modérée, on ne peut pas nier que l'alcool ne puisse pas appliquer un coup de fouet à des muscles en détresse. Mais *il ne répare pas;* il fait donner la dernière réserve d'énergie, après quoi l'homme se trouve épuisé. Donc, s'abstenir d'alcool, mais se rappeler de sa propriété en le réservant pour les derniers kilomètres d'une longue course, lorsqu'on se sentira par trop fatigué pour arriver facilement au but.

II

La monture.

> « La bicyclette est une hirondelle qui rase le sol. »

La bicyclette est un instrument à faire de la vitesse, vitesse proportionnée, bien entendu, à la valeur du moteur, le cavalier, mais enfin de la vitesse; on ne peut pas sortir de cette définition. Cette qualité toute spéciale lui a été préjudiciable, car la presque totalité des gens s'est emballée sur cette idée de vitesse, sur la possibilité de couvrir des kilomètres et toujours des kilomètres. Encore aujourd'hui, les cyclistes ne cherchent point dans leur machine un instrument d'utilité ou même de simple promenade : ils veulent un instrument de sport!

Les fabricants ont emboîté le pas; on leur demandait des machines rapides, ils se sont mis en demeure de satisfaire leur clientèle; celle-ci, par un besoin aveugle et maladroit d'imitation, a voulu des bicyclettes de plus en plus légères : ils s'y sont employés en rognant partout, en enlevant tous les accessoires utiles depuis le frein jusqu'au garde-crotte. Mais en même temps qu'ils donnaient satisfaction à cette manie d'allègement, ils s'employaient à perfectionner leurs produits, et on ne peut nier qu'en ce qui touche la mécanique, ces progrès n'aient été remarquables. Certes, à l'heure présente, la perfection est loin d'être réalisée, mais enfin on est en marche. (Professeur Marey.)

En est-il de même au point de vue du confortable?

Non : bicyclette et confortable sont deux idées qui hurlent d'être attelées ensemble. Enfin quel est l'amateur qui sait demander et obtenir la machine rationnelle qui lui convient? Cependant voici plusieurs années déjà que les Marey, Bouny, Bourlet, Guye, Perrache, Hospitalier, etc. — j'en passe et non des moindres — se sont attelés à cette importante question. Leurs nombreux et intéressants travaux sont ignorés de la plupart des cyclistes; c'est un grand tort et une faute, car ils ne peuvent que gagner à se laisser diriger dans le choix d'une machine « par des gens qui ont réfléchi avant d'écrire et expérimenté avant de réfléchir ». (Dr Pel). Ainsi, par exemple, les raisons qui devraient guider tout acheteur sont le poids de la machine, sa taille à lui et sa puissance; que fait-il? Il s'occupe simplement de la hauteur du cadre, et il demande une machine légère (ou lourde). Pour tout le reste, le choix est une question d'œil, de luxe, de marque, de prix et surtout de mode. Est-ce que dans les machines à moteur inanimé tout n'est pas calculé, mesuré, raisonné?

Voici comment une machine rationnelle devrait être établie, car une bicyclette doit être recherchée non pour la parade, mais pour l'agrément. On ne trouvera pas dans le commerce de machine qui aille comme un costume bien ajusté, il faut s'y attendre; néanmoins on ne doit jamais en acheter une toute faite. Il faut s'efforcer d'en faire faire une à son goût; il y a fort heureusement des constructeurs intelligents qui consentent à livrer une bicyclette telle qu'on la désire. D'ailleurs, je ne vois pas pourquoi si l'on va chez un tailleur pour être pourvu d'un vêtement fait sur mesure, on n'irait pas pour le même motif chez un marchand de bicyclettes.

A) ATTÉNUATION DES VIBRATIONS

Toute bicyclette en action est animée de trépidations qui sont un supplice pour les poignets, pour les bras et pour le siège; elles proviennent de la force appliquée à la pédale et des réactions du sol. Non seulement elles sont désagréables, énervantes pour le cycliste, mais encore elles augmentent sa peine, en absorbant une notable partie du travail qu'il effectue; elles sont fatigantes.

On peut sinon les abolir, tout au moins en atténuer beaucoup les gros inconvénients en augmentant la rigidité de la machine, en faisant usage de pneumatiques convenables, et en donnant au guidon une position assez basse. (Voir plus loin.)

a) **Rigidité. — Poids.**

Une bonne machine de route doit être solide, cela ne se démontre pas; mais surtout rigide. Ces deux qualités sont en relation étroite avec la question de poids, car il est démontré que la résistance absorbée dans les chocs et dans les vibrations dépend uniquement du poids de la machine et de sa rigidité, et que les plus lourdes et les plus rigides sont celles qui vibrent le moins.

Il faut donc rechercher dans une machine la solidité, la rigidité, puis le fini.

En diminuant le poids : 1° on diminue la résistance aux frottements; 2° on augmente la mobilité de la machine en diminuant son inertie; 3° on tend à égaliser la vitesse aux diverses pentes; 4° enfin on diminue l'effort maximum que le vélocipédiste doit faire à chaque coup de pédale, surtout à la montée. (Guye.)

La légèreté d'une machine tire donc une grande importance de l'ensemble des avantages que je viens d'énoncer.

Mais il ne faut pas vouloir cette légèreté à tout prix, car il existe une limite; tout d'abord, on ne doit pas chercher à l'obtenir par l'emploi de tubes ou de jantes trop minces : ce serait compromettre la solidité de la bicyclette, et par conséquent sa rigidité; pour d'autres motifs que nous verrons successivement, on ne doit pas non plus amoindrir les autres organes de la machine. L'augmentation des vibrations qui résulterait de cet allègement outrancier compenserait, et au delà, la diminution de poids obtenue. Outre que les machines légères nous secouent, elles s'usent vite, elles nous interdisent un grand nombre de routes, et tout cela pour gagner quelques mètres sur bon sol. Or, ce n'est pas ce qu'il nous faut, à nous cyclistes militaires; nous devons pouvoir passer partout.

Par conséquent, la question de poids n'est que très secondaire pour le routier. Les machines bien comprises, intelligemment alourdies, sont d'une durée à peu près indéfinie, agréables, douces à conduire, et surtout elles roulent par tous les chemins.

Les bicyclettes lourdes mais rigides compensent donc largement, par le fait de leur rigidité, leur faible désavantage résultant du poids; je dis faible désavantage parce qu'il ne faudrait pas croire que cette augmentation de poids va augmenter beaucoup la résistance au roulement : en effet, quand on calcule cette résistance, on doit ajouter le poids du cavalier à celui de la machine : cela me semble diminuer singulièrement son influence.

Règle. — Les bonnes routières, les machines militaires, seront donc choisies parmi les lourdes, j'entends par là qu'elles *devront peser de* 14 *à* 16 *kilos*, suivant leur taille.

b) Pneumatiques.

Le bandage pneumatique joint à son pouvoir d'atténuation des vibrations la qualité d'avoir une action récupérante qui facilite la progression de la machine. Mais je laisserai de côté cette qualité, avec beaucoup d'autres qu'il possède, pour ne m'occuper que de son rôle antivibrateur.

Pour être en mesure de satisfaire à cette obligation, les pneus doivent être de *gros* calibre (45 à 50^{mm}); *petits*, comme la mode ridicule les impose en ce moment, ils n'amortissent rien du tout, ils n'avalent pas l'obstacle, etc., il est vrai qu'ils concourent à l'allègement de la machine.

Règle. — Il faut donc demander de *gros pneus*, *solides*, crevant difficilement, mais surtout d'un système qui permette des *réparations rapides et faciles;* on laissera de côté toutes les marques à tringles, Dunlop en tête, et on adoptera un pneu à talon : à mon avis, c'est le Michelin qui est le meilleur et le plus pratique à l'usage.

Comment doit-on gonfler les pneus?

Plus les pneumatiques sont gonflés durs, plus la résistance au roulement diminue; celle-ci augmente à mesure qu'ils se dégonflent.

Sur une route *unie*, il est donc avantageux de rouler *gonflé à bloc;* il serait déplorable, au point de vue du rendement, d'en faire autant sur un terrain cahoteux ou sur du pavé, en raison des chocs transmis à la machine et des vibrations insuffisamment absorbées. (Maillard.)

Par conséquent, on gonflera à *moyenne pression* quand on devra circuler sur des *mauvaises routes :* et il en est peu qui ne puissent être abordées ainsi, tout au moins aux petites allures.

Lorsqu'il est *peu gonflé*, le pneu adhère davantage au sol; il convient donc de le laisser ainsi pour éviter les chutes par glissement sur un *sol détrempé* ou sur la boue. Dans cet état, l'enveloppe se détériorant plus rapidement, on ne devra pas prolonger par trop le service du pneu dégonflé.

Qu'entend-on par pression forte, moyenne ou faible? Comme la compression de l'air doit être subordonnée au poids du cavalier, à la vitesse de marche, au diamètre du bandage, il est difficile, dans ces conditions, de formuler quelque règle précise : c'est une affaire d'expérience personnelle que chacun fera bien d'entreprendre une fois pour toutes, en tenant compte des indications qui précèdent.

B) DOUCEUR AU ROULEMENT

La deuxième qualité d'une bicyclette est d'être douce au roulement. On l'obtient par la diminution de la dépense du travail : 1° dans les efforts de propulsion, en proportionnant au moteur les pédivelles et la multiplication; 2° dans les frottements de transmission, en portant son attention sur les pignons et sur la chaîne.

a) **Pédivelles.** (Improprement dites manivelles.) (Gibert.)

Pour obtenir un travail mécanique, il ne suffit pas de brûler du combustible et d'accoler les uns aux autres des éléments de machine quelconque. Il faut, pour avoir du travail, étudier et calculer les éléments en question pour les proportionner les uns aux autres. La bicyclette étant une machine destinée à vaincre une résistance au moyen d'un levier, le cycliste, s'il veut être économe de ses forces, doit se préoccuper tout d'abord des dimensions que doivent avoir ses pédivelles, et cela avant de s'occuper de la multiplication.

Le plaisir spécial procuré par l'instrument pousse les cyclistes, je le disais au commencement du chapitre, à augmenter leur vitesse, pourvu, toutefois, que *la fatigue n'en soit pas accrue.* Le moyen de concilier ces deux termes réside dans l'*allongement* des pédivelles que l'on doit prendre aussi longues que possible.

Si nous considérons, d'autre part, qu'il faut un certain temps pour qu'un muscle se tende et se détende, nous en déduirons qu'il ne faut pas lui imposer des oscillations trop rapides, sous peine de voir se produire un ralentissement de la pédale, c'est-à-dire, qu'il y a intérêt à limiter le nombre des tours à la minute, de manière à avoir le nombre minimum de coups de pédales. Par conséquent, on doit encore prendre la plus grande pédivelle possible. (Capitaine Perrache.)

Cela ne veut pas dire qu'on doive et qu'on puisse l'allonger à tout propos, pour vaincre, par exemple, une résistance momentanée (pédivelles allongeables). La jambe ne peut s'allonger indéfiniment; il faudrait alors abaisser la selle : le mouvement de la pédale remontante serait vite éreintant.

Lorsqu'on parle d'allonger la pédivelle, il faut sous-entendre « proportionnellement à la taille des jambes du cavalier et à la souplesse de ses articulations », car on sait que l'amplitude des mouvements d'un moteur animé est fonction de la taille de ses membres (1).

Pour obtenir la longueur exacte de la pédivelle spéciale à un cavalier donné, on peut prendre le tiers de la hauteur de la jambe, mesurée du sol à la pointe du genou et l'augmenter de 1 à 2 centimètres.

Mais d'autres recherches ont permis de déterminer plus exactement ces longueurs proportionnellement à l'entre-jambes; elles ont donné les résultats du tableau suivant :

(1) Ainsi pour la marche, le pas naturel d'un homme est proportionnel à sa taille; il est égal à la moitié de la distance de l'œil au sol.

Entrejambes de.....	67c,5	Pédivelle de.....	15c
—	70	—	15 ,5
—	72 ,5	—	16
—	75	—	16 ,5
—	77 ,5	—	17
—	80	—	17 ,5
—	82 ,5	—	18
—	85	—	18 ,5
—	87 ,5	—	19
—	90	—	19 ,5

(Dr Chenantais.)

La pédivelle moyenne correspondant à la tension musculaire moyenne a d'ailleurs été trouvée expérimentalement à 17c,5 (mesurée de l'axe du pédalier à l'axe de la pédale).

On a fait à ces déterminations une objection physiologique basée sur ce que l'amplitude des mouvements d'un membre n'était pas en rapport simple avec ses dimensions, mais dépendait aussi de la distance des points d'insertion des muscles aux centres articulaires, de la longueur de leurs fibres charnues, etc. Il en découle que les résultats que l'on a indiqués sont un peu trop élevés et cela a son importance puisqu'une pédivelle trop longue nuit à la vitesse des jambes.

Il semble que la proportion de 1/10 de la taille totale donne des chiffres plus modestes et plus acceptables (Bouny).

Règle. — Par conséquent, de même qu'on prend la pointure de chaussure qui correspond à son pied, de même, et avant tout, on prendra une *pédivelle rationnelle*, c'est-à-dire celle qui correspond *au dixième de sa taille.*

b) Multiplication.

La multiplication est régie par la loi des leviers : le rayon de la roue motrice est le grand bras, la pédivelle le petit bras; la résistance est appliquée au grand et la puissance au petit bras. L'augmentation du diamètre de la roue motrice (ou de la multiplication) entraîne fatalement celle de la longueur de la pédivelle. Plus cette augmentation s'accentue, moins les jambes tournent vite plus la pédale est dure. Les résultats inverses sont obtenus par la diminution de la multiplication.

Aussi le premier devoir d'un cycliste, après avoir déterminé sa pédivelle, est-il de choisir avec soin le développement qui lui convient.

Il faut que la multiplication soit proportionnée :

1° A la *force*, à la vigueur, à la souplesse, au *tempérament du cycliste*. Ainsi un homme nerveux, agile, ou de peu de force musculaire se trouvera bien d'une petite multiplication avec mouvements rapides, tandis qu'un grand développement conviendra mieux à un homme fort, vigoureux, aux mouvements rendus plus lents par ses jambes massives et ses articulations fortes. On a démontré que la cadence *optima*, au delà de laquelle les jambes ne sont susceptibles d'aucun travail utile, était comprise en général entre 110 et 115 tours à la minute (mais elle ne peut être conservée que pendant quelques secondes).

La multiplication qui permettra de s'employer à cette allure sera donc celle qui correspond à la souplesse du cavalier.

2° A *la longueur de la pédivelle*. C'est démontré.

3° A l'emploi que l'on veut faire de sa machine, *à la nature du pays à parcourir*.

La multiplication moyenne correspondant à la pédivelle moyenne de 17^{c},5 a été calculée à 1^{m},50. Mais une seule multiplication moyenne ne saurait suffire à tout le monde : en réalité il y en a plusieurs ; le calcul et les expériences ont déterminé celles-ci qui correspondent aux pédivelles rationnelles, savoir :

Pédivelle de	15c	Développement	3c,92	Multiplication	1c,25
—	15 5	—	4 03	—	1 30
—	16	—	4 24	—	1 35
—	16 5	—	4 40	—	1 40
—	17	—	4 65	—	1 45
—	17 5	—	4 70	—	1 50
—	18	—	4 87	—	1 55
—	18 5	—	4 95	—	1 60
—	19	—	5 18	—	1 65
—	19 5	—	5 35	—	1 70

Dr CHENANTAIS.

Dans la pratique on est obligé de reconnaître que le moteur humain ne se prête pas facilement aux théories et aux calculs. Ceux-ci peuvent aider dans les recherches, mais ils ne peuvent prévaloir sur les résultats fournis à chacun par l'expérience personnelle ; il ne peut pas y avoir de formule exacte avec un moteur dont la force musculaire, la vitesse de jambes, le coup de pédale varient à l'infini. Le seul résultat certain qui soit actuellement connu des études entreprises au laboratoire de physiologie du professeur Marey, c'est que 5m,16 est le meilleur développement pour un emballage de 10" sur une route plate. (Bouny.)

Règles. — Il est difficile de donner d'autres indications fermes sur le développement rationnel.

Je me crois autorisé par conséquent à formuler les règles suivantes : pour choisir sa multiplication, comme il faut faire une cote mal taillée entre plusieurs nécessités contradictoires, le mieux est encore de s'en rapporter à l'expérience personnelle :

1° Chercher la multiplication la plus grande que le permette *l'effort* maximum que vous pouvez exercer sur la pédale ; c'est une question d'aptitude physique, de goût et surtout d'entraînement car, dans la pratique, les accidents de terrain, le vent, etc., viennent à chaque instant changer les conditions de la marche.

2° Considérer cette multiplication comme celle qui vous convient, et la conserver si elle vous permet de vous employer à l'allure *optima* que vous aurez déterminée tout d'abord. Ce sera celle-là qui sera la multiplication *pratique*, car elle vous permettra de monter les côtes ordinaires, d'enlever les raidillons par vitesse acquise, de tenir tête à une brise légère, et de marcher à votre gré à une allure modérée ou rapide : si la vitesse n'est pas une nécessité, encore faut-il ne pas vouloir s'en tenir toujours et systématiquement à du 12^k ou du 14^k à l'heure. Il faut avoir la possibilité, dans certains cas, d'atteindre une vitesse supérieure.

Avec le développement pratique que je recommande, compris entre $5^m,75$ et $4^m,60$, on se réserve la faculté de pouvoir marcher bon train à un moment donné, comme par exemple pour fuir un orage, arriver à une gare, échapper à un parti de cyclistes ennemis ou passer rapidement à travers un rideau d'avant-postes.

Peut-on modifier sa multiplication ? Adopter une plus grande multiplication que celle qui convient, c'est imposer aux genoux une action plus prononcée, en pure perte, et partant, une fatigue plus grande et inutile; c'est habituer le cycliste à des mouvements durs et lents, dont l'effet progressif aboutit à la suppression des qualités de souplesse qui procurent à ceux qui les conservent une notable économie dans les efforts musculaires. (Capitaine Perrache.)

Si on avait l'espoir de gagner encore de la vitesse, cela pourrait être une excuse ; mais il n'en est pas ainsi. La multiplication est, en principe, incapable de modifier la vitesse ; je le prouve.

Prendre un développement de 7 mètres et au delà, c'est supposer qu'on pourra atteindre la vitesse de $7^m \times 60' \times 115 = 48$ kilomètres à l'heure. Où sont-ils les routiers qui marchent à cette allure ? En se dépensant au maximum avec leur machine dure mais multipliée, oh ! combien, ils pourront peut-être atteindre du 40 kilomètres à un moment donné. Or un développement de $5^m,79$ leur aurait donné cette allure $\frac{40.000}{60' \times 115} = 5.79$ avec une facilité plus grande. (Bouny.) Conclusion ?

Les trop grands développements ont pour résultat de ne pas augmenter le rendement du travail musculaire, mais simplement, je le répète, de changer le mode de travail aux articulations : et ce travail n'est qu'une minime fraction de celui que le cycliste doit fournir. (Capitaine Perrache.)

Cela ne veut pas dire que la multiplication trouvée doive rester immuable : elle peut varier, mais dans de faibles limites, et il est prudent de ne jamais la dépasser de plus de $0^m,10$; aller jusqu'à $0^m,15$, même en pays plat, serait s'exposer à être obligé de rester en panne si l'on avait à lutter contre un vent debout. (Dr Chenantais.)

Quant à diminuer sa multiplication, rien ne s'y oppose ; mais il faut se rappeler qu'on ne pourrait pas, sans gêne sérieuse, l'abaisser indéfiniment, car les multiplications trop petites ont l'inconvénient d'augmenter d'une façon démesurée le nombre des coups de pédale pour obtenir une vitesse raisonnable. On n'oubliera pas enfin que c'est par des modifications au pignon d'arrière qu'on la réalise de la meilleure façon.

c) **Pignons.**

Pour adoucir le roulement de la bicyclette, en ce qui concerne les roues dentées, il y a deux moyens à employer concurremment : il faut d'abord prendre de grands pignons pour alléger la chaîne, et ensuite faire placer sur la roue motrice un grand pignon d'arrière, c'est-à-dire ayant un fort rayon : ne pas confondre ce pignon avec un autre qui aurait beaucoup de dents tout en conservant un petit rayon.

Lorsqu'on désire une petite multiplication, c'est par l'augmentation des dents du pignon arrière qu'il faut la réaliser, et non par la diminution de celles du pignon du pédalier, ainsi que le font en général les marchands qui vendent les bicyclettes avec pignons détachables. On ne doit jamais toucher à celui-là, et, si l'on veut par des changements de pignons obtenir des changements de multiplication, il faut avoir une série de petits pignons arrière et dont le montage se fait d'ailleurs très facilement. (Bourlet.)

Pour les multiplications un peu fortes, on sera peut-être obligé de donner au pignon du pédalier des dimensions par trop considérables ; il est possible d'y obvier en choisissant des roues d'un diamètre supérieur, à condition, bien entendu, qu'elles soient toujours en rapport avec la taille du cavalier.

d) Chaîne.

La chaîne est le dernier organe sur lequel doive se porter l'attention au point de vue de la douceur dans le roulement de la bicyclette. Le frottement qui résulte de son passage sur les dents des pignons est d'autant moins grand que son *pas* est plus long ; c'est en cela que les chaînes à doubles rouleaux offrent un avantage marqué sur celles à simples rouleaux. C'est la régularité de leur degré de frottement qui assure aux chaînes de ce système leur avantage très marqué sur les chaînes « plates ».

Règle. — On devra donc fixer son choix sur une chaîne à doubles rouleaux, en veillant à ce que ceux-ci soient mobiles, tournant librement et bien larges; leurs tourillons au contraire, doivent être du plus petit diamètre possible.

C) ÉLÉMENTS DE LA POSITION DU CAVALIER

Après avoir porté son attention sur les deux qualités cardinales qu'il doit exiger pour sa machine (rigidité et douceur), le cycliste s'occupe de la prendre proportionnée à sa taille, et pourvue au mieux des deux accessoires qui vont lui servir à entrer en contact, en communion avec sa bicyclette; j'ai désigné la selle et le guidon.

a) Hauteur.

Non seulement le *cadre* doit avoir des dimensions proportionnées à celles du cycliste, mais encore les *roues* doivent être choisies (de 65, 70, 75 ou 80 centimètres), suivant qu'on a une petite, moyenne, grande ou très grande taille. D'abord on évite ainsi la nécessité d'avoir un trop grand pignon au pédalier, lequel se trouve remonté du même coup, ce qui augmente les conditions de stabilité de la machine; ensuite cela facilite l'allongement de la pédivelle, car il ne faut pas que les cale-pieds fixés aux pédales puissent traîner à terre dans la position la plus basse.

Entrejambes	75c	Cadre	50c	Pédivelle	16c	Roue	65c	Développt	4 à 5m
—	82	—	55	—	18	—	70	—	4m,50 à 5m,50
—	90	—	60	—	20	—	75	—	5 à 6m
—	95	—	65	—	22	—	80	—	5m,50 à 6m,50

b) Selle.

« Le jour où le médecin n'aura plus à se plaindre de la selle, a dit le docteur Léon Petit, la bicyclette lui apparaîtra comme un merveilleux instrument d'hygiène exempt de défauts et plein d'avantages. »

La selle ordinaire, tout le monde en convient, est un véritable instrument de gêne et de souffrance pour celui qui reste longtemps en machine : elle est au cycliste ce que le collier est au cheval.

Chez l'homme, en effet, les muscles fessiers sont, nous l'avons vu, à la fois porteurs et travailleurs : écrasés par le poids du corps, ils doivent néanmoins concourir à actionner le pédalier; quel supplice peut résulter de cette situation si la compression se fait sur une selle défectueuse. Bien mieux, celle-ci peut être pour le cycliste le point de départ d'accidents graves, dont les médecins sont les témoins, par suite de la compression qu'elle exerce sur le périnée (enfourchure) et les organes qu'il renferme.

Tous ces inconvénients proviennent de ce qu'à l'origine de la vélocipédie, au lieu de chercher un siège approprié, on a copié la selle du cavalier; on continue plus ou moins à suivre ces funestes errements. Il n'y a cependant, au point de vue de la position et du travail, aucune assimilation possible entre un cycliste et un cavalier. Celui-ci chevauche sa bête, tandis que l'autre doit être assis de façon à conserver toute liberté aux mouvements des membres inférieurs.

Conditions d'une bonne selle hygiénique. — 1° Une bonne selle doit constituer une assise solide et souple; 2° son bec ne sera pas relevé afin de ne pas exposer le périnée à un choc ou à une compression dangereuse, pas plus qu'il ne sera trop large et rigide; ce bec pourrait être constitué par une lanière tendue et souple comme cela existe dans la selle Périssé (Société de médecine publique, octobre 1895); 3° la selle doit être large pour permettre au cycliste de s'asseoir de façon immuable, sur la pointe des ischions, tant pour son hygiène que pour la bonne utilisation de ses efforts, tout en lui laissant la mobilité réclamée pour le pédalage; 4° elle ne doit pas être échauffante.

Comment peuvent être ou ont été réalisés ces *desiderata* de l'hygiène, qui ont fait l'objet du reste d'une très intéressante discussion à la Société de médecine publique de Paris.

Selle souple. — Si trop de souplesse est due au tissu même dont est fait le siège, le poids du corps déforme bientôt la selle, et le cycliste trop ensellé ne tarde pas à être blessé par le pommeau en même temps que ses mouvements sont gênés : ces selles minces sont inconfortables et antiphysiologiques.

Si dans un cuir plus résistant le fabricant a pratiqué une fente médiane sous prétexte d'assouplir et de permettre la circulation de l'air, il a fait un travail inutile qui n'a pour effet que de favoriser la déformation du siège. Les ressorts, qui n'ont plus l'importance qu'ils avaient avant l'adoption des pneumatiques, ont été considérablement réduits, avec juste raison, car ils rendaient trop mobile l'assise du cycliste, ce qui amenait une perte de force considérable en provoquant une variation continuelle de la distance entre l'articulation de la hanche et le pédalier : il n'y a donc plus rien à attendre de ce côté. On a imaginé de faire jouer à la tige de selle le rôle d'un piston dans un tube creux où se trouvait de l'air comprimé; enfin, on a inventé des sièges pneumatiques; tout cela est mauvais en principe. Les selles souples sont donc plutôt défectueuses.

Selle dure. — Les rigides sont préférables : on est moins secoué, on ne rebondit pas sur elles. Encore faut-il qu'elles ne soient pas trop dures, car, au lieu d'entrer dans la selle, c'est elle qui entrerait dans le cavalier : les muscles en contraction se butteraient aux saillies, le cycliste serait blessé à hauteur du pli fessier, et la compression des troncs nerveux pourrait amener de l'engourdissement ou de la paralysie des jambes.

Selle large. — La largeur du siège est nécessaire pour assurer l'assiette, mais il ne faut pas qu'elle soit trop grande, car la résistance du cuir sur les côtés entraverait l'effort des muscles fessiers qui veulent étendre la cuisse.

Si j'examine à la lumière des observations précédentes

les divers types de selles offertes comme hygiéniques par quelques constructeurs, voici, à mon avis, les critiques qu'elles soulèvent.

Je passe sous silence les modèles présentés qui n'avaient pour but que d'éviter la contusion du périnée par une modification de la position du cavalier en variant la direction du siège à l'aide de dispositifs divers.

A) Selles sans bec.

Les plus radicaux des inventeurs ont carrément supprimé le bec de la selle — puisque c'est lui qui comprime les organes — pour mettre le périnée à l'abri de ses injures. Avec ce modèle, l'assise se fait bien sur les ischions, les organes génitaux sont dans le vide : c'est parfait... mais ce n'est pas suffisant pour une selle. La stabilité, en effet, y est très précaire; le cycliste est obligé de faire des efforts continuels avec ses bras pour ne pas glisser et se maintenir en selle : il en résulte une courbature lombaire fréquente. En outre, en cas d'arrêt brusque, de ressaut, il peut se produire une chute à cheval sur le cadre dont les conséquences ne laisseraient pas que d'être graves.

Dans cette catégorie, se rangent les selles sur empreintes (type « Papillon »). Outre l'inconvénient de ne pas avoir de bec, les selles de ce genre sont défectueuses parce que l'assise se fait non sur la pointe des ischions, mais sur la masse musculaire des fessiers dont elle gêne les mouvements; en outre, il existe entre les deux dépressions une saillie médiane qui vient précisement comprimer le périnée.

B) Selles à coussinets pneumatiques.

(Type « l'Inoffensive ».)

Dans les selles pneumatiques on trouve réunis de nombreux inconvénients. D'abord, l'air comprimé est mauvais en raison des déplacements très gênants qu'il provoque en avant et en arrière au moindre mouvement du bassin ; ensuite, il rend l'échauffement considérable parce que l'aération est impossible.

Enfin, dans les selles à coussins séparés, qu'on est obligé de gonfler à la pompe, il est très difficile de les gonfler exactement à la même pression ; il en résulte une fausse assiette désagréable et fatigante.

C) Selles à coussinets séparés et fixes.

La selle « Sâr » est la première qui ait été lancée avec des surfaces de contact restreintes, ce qui diminue l'échauffement ; on peut lui reprocher la dépression présentée par chaque coussin pour recevoir les ischions, et son bec plat, à ouverture longitudinale, qui peut encore comprimer le périnée.

La selle « Touriste » est bien préférable ; avec elle, les deux ischions reposent sur deux coussinets en caoutchouc creux surélevés au-dessus du niveau de la selle — ils sont séparés par un canal d'aération ; le bec est situé en dessous du niveau de l'assiette, les organes périnéaux sont donc dégagés ; il est un peu rigide. Sur le nouveau modèle du même type, on a diminué la longueur du bec ; entre les deux coussinets on a fendu le cuir de deux ouvertures longitudinales qui, à l'usage, donneront peut-être à la selle un excès de souplesse ; enfin, et surtout, on a placé en dessous de chaque coussinet deux plaques métalliques sur lesquelles se fixent les ressorts de suspension. La selle a acquis ainsi un peu de la rigidité qui lui manquait.

Des ressorts avec chariot mobile permettent d'ajuster la suspension selon le poids du cavalier.

La selle « Christy » lui est un peu analogue; je ne l'ai pas expérimentée comme l'autre, dont je n'ai qu'à me louer depuis deux ans; je ne ne la crois pas cependant de valeur supérieure : elle est toute en métal avec deux coussinets élastiques. Le bec est mauvais parce qu'il est métallique; dangereux, par conséquent, en cas de secousse.

D) *Selles à coussinets séparés et mobiles.*

(Type « l'Oscillante ».)

Dans cette dernière selle, qui est aussi la plus récente, les deux coussinets reposent sur deux plateaux indépendants l'un de l'autre et qui peuvent céder tour à tour sous la pression de la contraction des muscles fessiers, le mouvement s'accomplissant autour de la partie postérieure qui est fixe. Un bec mobile peut s'ajouter en avant. C'est en réalité la selle « Touriste » (dernier modèle) à laquelle on a supprimé le bec fixe, et pas autre chose : il ne faut pas croire qu'il existe des articulations quelconques.

Telle qu'elle est, la selle oscillante est au moins une selle rationnelle, parce que la mobilité relative des plateaux facilite le travail des fessiers en leur fournissant une surface d'appui constante, et parce que la fixité de leur axe d'oscillation assure la constance de la distance du pédalier à l'articulation de la hanche (Baudry de Saunier).

Théoriquement, on pourrait peut-être lui reprocher l'obligation où elle doit placer le vélocipédiste à se tenir très en arrière et, dans ces conditions, il me semble que la sûreté du coup de pédale serait un peu compromise.

En résumé, on a la possibilité de trouver dans le commerce quelques types de selles suffisamment hygiéniques pour que l'on abandonne à jamais la si dangereuse selle du modèle ordinaire.

c) Guidon.

Le guidon se compose de deux poignées et d'un corps : celui-ci, le plus généralement métallique, se fait également en bois ; ce dernier est préférable, parce que, moins bon conducteur, il amortit considérablement les vibrations. Les poignées en liège sont les meilleures, parce que ce sont celles qui glissent le moins facilement dans la main.

1° *Position des poignées.* — Lorsqu'on veut faire de la vitesse, la forme du guidon doit donner aux poignées une position d'autant plus basse qu'on veut aller plus vite ; mais alors il faut veiller à ce que le genou ne risque pas de heurter le guidon, il en est résulté des accidents mortels. On y pourra remédier en prenant un cadre plus grand.

La mode régit la forme du guidon comme elle le fait malheureusement pour tout le reste en vélocipédie ; après en avoir exigé à poignées très basses, à hauteur de la douille « type Lumsden », puis en avant « type Gougoltz », on les a remontées, et, par le fait d'une réaction à laquelle nous assistons en ce moment, on a dépassé la mesure, on les a trop remontées.

La forme du guidon doit permettre d'avoir les poignées ni trop hautes, ni trop basses, à peu près à hauteur de la selle, de façon à ce que le cycliste puisse y poser ses mains sans être obligé de s'y appuyer. Le raccourcissement ridicule de la douille oblige quelquefois à prendre un guidon de forme cintrée à rebours, dite « corne de bœuf » pour ramener les poignées à la hauteur convenable.

2° *Ecartement des poignées.* — Après les guidons de 1891-92 qui mesuraient 80 centimètres entre les poignées, la mode, se rapprochant de la vérité, les a fait rétrécir petit à petit, et naturellement encore on a dépassé le point rationnel. « Nos bons snobs » s'exhibent aujourd'hui avec des guidons minuscules de 25 à 20 centimètres.

Il est une seule règle à suivre pour adopter un écartement normal entre les deux poignées du guidon, c'est de lui donner exactement la largeur des épaules du cycliste à qui il est destiné.

D) ACCESSOIRES INDISPENSABLES

J'en aurai terminé avec la description des divers organes d'une bicyclette, étudiés au seul point de vue de la physiologie et de l'hygiène, quand j'aurai dit deux mots du *frein* et des *cale-pieds*.

a) **Frein.**

C'est peut-être en supprimant le frein que ceux qui inspirent la mode et les fabricants qui y obéissent ont été le plus malheureusement inspirés, en France tout au moins, car il ne semble pas que les étrangers aient été aussi bêtes. Toujours cette préoccupation de diminuer le poids mort ! Certes, on peut rouler des mois sans en avoir besoin, mais il arrive forcément un moment où cet appareil est nécessaire ; pourquoi donc se priver par avance du secours éventuel d'un frein qui, seul, est capable d'éviter un accident grave dans bien des cas.

Ne roulez donc jamais sans frein ; malheur à celui qui n'en possède pas dans les cas urgents ; lui et sa machine, tout sera bientôt en pièces.

Genre de frein. — En règle générale, tous les freins appliqués sur la roue d'avant sont mauvais, parce que la roue arrière a la tendance, en cas d'arrêt, à passer par-dessus l'autre.

Le frein ne doit pas agir non plus sur le bandage de caoutchouc, qu'il use rapidement.

Par conséquent le frein sera appliqué de préférence soit sur le moyeu de la roue arrière, soit sur l'axe du pédalier.

Citons parmi les premiers, le frein Dorigny, et parmi les seconds, le frein à entraînement automatique Juhel, vraiment précieux, et le frein Spencer à enroulement invisible, analogue à celui de l'artillerie et des omnibus de Paris, très simple et très pratique.

b) Cale-pieds.

Les petits accessoires qu'on désigne sous le nom de *cale-pieds* ou *ratrappes*, sont de la première importance ; on ne peut pas s'en passer.

Au point de vue de la position des pieds sur la pédale, ils les maintiennent exactement, les forçant à ne pas s'enfoncer ni trop, ni trop peu.

Dans l'action, ils empêchent le glissement de la jambe en avant ; ils facilitent le coup de pédale donné bien rond, lequel permet d'éviter le point mort ; enfin, ils aident à diminuer très sensiblement, et même à rendre presque nulle la contre-pression exercée par le pied sur la pédale remontante.

L'emploi du cale-pieds est donc absolument justifié et tous les cyclistes feront bien de l'adopter sans aucune crainte pour leur sécurité.

E) MACHINE RATIONNELLE

Je résume en quelques mots les *desiderata* que réclame une bicyclette pour mériter d'être considérée comme rationnelle et confortable, au point de vue hygiénique.

Chaque cycliste doit exiger en première ligne : 1° sa pédivelle rationnelle ; 2° son développement pratique.

En deuxième ligne : 3° un cadre solide ; 4° une selle large hygiénique ; 5° un frein énergique ; 6° des pneus assez gros et imperforables.

Au total : 7° sa bicyclette sera d'un poids suffisant pour qu'il soit assuré de sa rigidité.

III

En selle.

Pas plus qu'un cavalier en promenade ne monte en jockey, pas plus un cycliste ne doit monter en coureur.
Docteur BOULOUMIÉ.

I. — RÉGLAGE DE LA SELLE ET DU GUIDON

Il ne suffit pas que les parties constituantes de la bicyclette aient été bien choisies, il faut ajuster à la taille du cycliste qui doit s'en servir celles qui sont mobiles, par conséquent réglables : je veux parler de la selle et du guidon.

A) SELLE

Les données physiologiques sommaires par lesquelles a débuté cette étude doivent servir de guide pour déterminer la position qu'il faut donner à la selle dans les deux sens, vertical et horizontal, si on veut se procurer le meilleur rendement avec la plus légère dépense de travail musculaire. La position, en un mot, doit être telle que le cycliste trouve sur sa selle un point d'appui suffisant pour exercer utilement toute la force de son coup de pédale, sans que cet effort déplace le cavalier sur sa selle et détruise sa stabilité (Gariel). Hâtons-nous de reconnaître qu'en général la selle est mal placée : si les jeunes gens ne sont jamais assez perchés trop haut, les plus vieux, en revanche, sont accroupis trop bas ou trop en arrière : ce n'est pas cela ; il n'y a qu'*une seule* position vraie et bonne pour la selle, et voici comment on la détermine.

a) **Dans le sens vertical ou hauteur de la selle.**

Le principe qui règle la hauteur à laquelle doit se trouver la selle est basée sur l'économie du travail musculaire. Il ne faut pas que les muscles du membre inférieur, *quand ils sont au repos*, soient inutilement tendus (donc la selle ne doit pas être trop haute), pas plus qu'ils ne doivent être obligés de se contracter (si elle était trop basse), car il y aurait là un double travail inutile, fatigant et même douloureux à la longue.

La selle, par conséquent, ne doit être ni trop haute ni trop basse ; sa distance au-dessus de la pédale à son point le plus bas, est déterminée par l'entre-jambes de monte. Après avoir mesuré l'entre-jambes à la façon des tailleurs, c'est-à-dire de la hauteur de la fourche (périnée) au sol, en passant au milieu du bord interne du pied, on prend les les 5/6es de cette hauteur et on place la selle de façon à ce que le rivet latéral du bec se trouve à même distance de l'axe des manivelles. En pratique, la jambe étendue sans effort doit toucher facilement de son talon la pédale au plus bas de sa course ; de cette façon, le pied pourra toujours l'accompagner sans que le membre correspondant atteigne l'extension complète. C'est non seulement avantageux au point de vue spécial de l'emploi des extenseurs de la cuisse, mais encore c'est la meilleure façon d'éviter des contusions répétées du périnée : le cycliste n'a pas besoin, pour aller à la pêche de sa pédale, d'abaisser son articulation de la hanche, ce qui évite les mouvements disgracieux de torsion du bassin, lesquels ont pour résultat de faire rouler le périnée sur le bec de la selle.

b) **Dans le sens horizontal ou éloignement de la selle.**

Il est démontré que plus on est au-dessus de son travail, plus on peut donner son coup de pédale sans perte de force; j'ajouterai qu'on peut utiliser davantage le poids du corps, et se rapprocher ainsi du travail du marcheur (Marey); avec cette position, il n'est pas nécessaire même de prendre un faible appui sur le guidon, tandis que si on est plus en arrière, on est obligé de se raidir les bras sur lui, et de faire des efforts considérables, de *piler*, quand la résistance augmente.

Malgré ces principes, qui auraient pu être expérimentalement déterminés depuis qu'on roule à bicyclette, il y a eu en ceci, comme en tout le reste, une mode à suivre! Je ne parle pas du grand vélo qui exigeait que la selle fût placée aussi en avant que possible; mais en 1891 la selle était placée presque verticalement au-dessus de la roue d'arrière.

Depuis 1894, on l'avance petit à petit, et on est enfin arrivé à l'autoriser à prendre une position plus conforme aux exigences du moteur humain et de la machine. Aujourd'hui, la selle se place rationnellement de façon à ce que le centre de gravité du corps se trouve au-dessus de la pédale descendante. Voici comment se règle cette position : après avoir fixé la selle à la hauteur de l'entre-jambes de monte, on se met à cheval et on dirige une manivelle bien horizontalement à son point extrême arrière. Par le talon, on fait passer un fil à plomb; cette perpendiculaire doit sensiblement couper la selle en son milieu.

c) **Inclinaison de la selle.**

J'en aurai terminé avec la position de la selle quand j'aurai dit qu'elle doit être presque horizontale, le bec *à peine* relevé, de façon à ce que le cycliste puisse faire comme le cavalier, prendre le fond de sa selle. Cette disposition a été adoptée par les coureurs, elle n'est donc pas du tout incompatible avec la vitesse : je dis cela pour ceux que hanterait toujours l'idée fixe de faire de la vitesse.

L'explication de l'utilité de cette précaution est des plus simples. Si on ne la prenait pas, le corps glisserait en avant, et par conséquent le poids du cavalier serait porté sur le périnée ; instinctivement, fatalement, et pour décharger d'autant ce poids, le cycliste s'y opposera en s'appuyant sur le guidon, d'où fatigue pour les bras, douleurs dans les poignets. Lorsque ceux-là seront trop fatigués, le périnée portera forcément, et sera douloureusement intéressé.

Pour ces motifs d'ordre vraiment hygiénique, il convient donc de relever un peu le bec de la selle, mais pas trop, car on s'exposerait davantage à l'inconvénient qu'on veut éviter.

B) GUIDON

J'ai déjà dit comment devaient être placées les poignées ; il me reste peu de chose à ajouter.

Tout d'abord, il convient d'obvier en partie aux si pénibles trépidations en ne sortant presque pas de sa douille le guidon qui doit rester abaissé le plus près possible du cadre.

Enfin, je le répète, il est nécessaire que les poignées soient *au moins* à hauteur de la selle pour que le cycliste n'ait pas de tendances à se coucher en avant, attitude aussi vicieuse que disgracieuse, à l'examen de laquelle je vais passer.

II. — POSITION DU CYCLISTE SUR SA MACHINE

Je suppose que la bicyclette choisie remplit exactement toutes les conditions d'adaptation voulues; le cavalier a ajusté ses rênes (guidon) et ses étriers (hauteur de selle); nous allons le mettre en selle et le placer, exactement comme on le fait pour un véritable cavalier.

a) **Position du corps.**

1° *Assiette.* — Le cycliste, je l'ai déjà dit et répété, doit prendre le fond de la selle; s'asseoir normalement sur les deux ischions et ne pas chercher un point d'appui sur le périnée : il doit être *assis* et pas à *califourchon.*

2° *Inclinaison.* — Une bonne position du haut du corps est utile à tout le monde; elle est en outre plus gracieuse.

Par bonne position il faut entendre la position *droite.* Le touriste, l'officier n'ont en réalité qu'un effort moyen à exercer sur la pédale; ils n'ont donc pas besoin de prendre une position de force; à l'allure ordinaire à laquelle ils roulent, la résistance de l'air est en général faible, il n'est pas nécessaire de chercher à la diminuer par l'inclinaison du buste. Enfin, si on veut faire de larges prises d'air et développer la cage thoracique, il faut encore se tenir droit.

Par ces mots je n'entends pas qu'on doive conserver une position verticale et raide : il faut de la souplesse avant tout, dans les mouvements comme dans l'attitude. Le haut du corps doit être légèrement penché en avant, par suite d'un faible mouvement de flexion des lombes (des reins), le bassin restant fixe et toujours horizontal. Cette manière de se tenir permet encore de reposer les bras : on y arrive sans peine si on a placé convenablement les poignées et la selle.

Que dire des malheureux qui se croient obligés, par

snobisme ou par ignorance — ce qui est tout un — de se pencher sur le guidon, de se coucher en avant comme le font les coureurs? Cela est *disgracieux, absurde, inutile* et *nuisible.* Absurde, parce qu'une telle position oblige à avoir les yeux fixés à terre, et que si les coureurs y trouvent un avantage cérébral, le touriste commet un attentat au sens commun, et le militaire à son devoir, en ne regardant pas, en n'examinant pas les pays qu'ils parcourent; nuisible, parce qu'on ne peut conserver cette position penchée, à moins d'un entraînement spécial et sérieux, sans courbature et sans fatigue exagérée des bras; parce qu'elle produit une compression de la veine cave; il en résulte un trouble dans la circulation rénale qui peut déterminer l'apparition de l'albumine dans l'urine (Virchow); parce qu'elle oblige à avoir la tête fortement relevée, ce qui amène une perturbation dans la circulation et une certaine congestion cervicale qui influence notablement les vaisseaux du fond de l'œil; enfin parce qu'elle force le cycliste à relever fortement ses yeux en haut, et qu'il peut en résulter à la longue un strabisme supérieur et des troubles de la réfraction. (Mirovitch.) (V. *Action sur la colonne vertébrale.*)

Règle. — « Pas plus qu'un cavalier en promenade ne monte en jockey, pas plus un cycliste ne doit monter en coureur. » Cette heureuse comparaison, que j'ai empruntée au docteur Bouloumié, détermine très nettement la position qu'il convient d'adopter.

On se tiendra donc le tronc redressé dans les moments de repos relatif, en maintenant les poignées du guidon simplement avec le bout des doigts, et on ne se penchera plus ou moins en avant que lorsqu'on aura à produire un effort; pour cela, il suffit de fléchir un peu sur les bras : le torse s'incline, ce qui ramène en avant le centre de gravité et facilite l'action des extenseurs de la jambe.

Il y a quelques circonstances où l'on peut être obligé à

exagérer un peu cette inclinaison : il est évident que si on marche contre un vent violent, on a tout intérêt à se pencher davantage en avant pour lutter contre la résistance de l'air; encore suffit-il, en général, d'incliner le buste à 45° environ.

Enfin, conserver en machine une position invariable prédispose à la fatigue. On modifiera donc de temps à autre l'inclinaison de son corps par le changement d'application des mains sur le guidon : ce faisant, on soulagera ses poignets et son assiette.

Le cycliste qui voudra bien se conformer à ce que je viens de dire sera placé, en somme, dans la position du cavalier au pas ou au trot, et il peut être assuré de conserver toujours une attitude correcte.

b) Position des membres.

Pour que celle-ci le soit complètement, il faut encore que les *jambes* et les *pieds* soient bien placés. Des *bras*, je n'ai rien à ajouter à ce qu'on a pu lire dans les quelques pages précédentes, sinon qu'il est bon de toujours tenir son guidon, quelque sureté qu'on ait de soi-même, si on veut éviter toute chance d'accident.

Les *jambes* ne doivent être placées ni le genou en dehors, ce qui est rare, ni le genou en dedans, à frotter sur le tube supérieur du cadre, ce qui est plus fréquent. Inesthétique et erronée, cette position fait perdre de la force, car le mouvement doit être communiqué à la pédale dans une direction perpendiculaire et non oblique : les jambes doivent se mouvoir dans un plan parallèle au cadre.

Avancer le *pied* sur la pédale jusqu'au talon du soulier, c'est chercher la fatigue en quelques instants (Placzeck). Cela s'explique facilement : trop chausser sa pédale, c'est se priver volontairement du secours qui est pour le cycliste le levier important formé par les os du pied dans leur articulation avec la jambe.

Il faut donc que le pied soit placé plus en arrière de façon à ce que les extrémités antérieures des métatarsiens portent sur la scie d'avant. Si on a une chaussure de ville, le pied sera bien placé lorsque le bout en cuir rapporté dépassera seul le bord antérieur de la pédale.

Enfin l'axe du pied doit être parallèle au plan de la manivelle pour la même raison que celle que j'ai exposée à propos des genoux. Cependant il est prudent de mettre très légèrement la pointe du pied en dedans afin que le talon ne heurte pas la manivelle, ni la cheville l'axe du pédalier.

III. — ENTRAINEMENT

Il ne suffit pas d'avoir une bonne machine et de savoir s'en servir correctement pour pouvoir aborder sans fatigue et avec plaisir un exercice vélocipédique d'une certaine durée. Il faut, au préalable, s'y être entraîné.

Qu'est-ce donc que l'entraînement ? C'est un ensemble de pratiques ayant pour but de rendre l'homme qui s'y soumet, apte le plus possible à un travail *donné* par le fait de l'adaptation de son organisme à des conditions *spéciales* de fonctionnement. Etre entraîné est une simple question d'habitude : or, l'habitude ne peut s'acquérir que progressivement. Par conséquent, l'entraînement demande à être *progressif;* il faut aussi qu'il soit *continu*, car les résultats acquis se perdent vite; *méthodique*, parce que ses résultats ne sont satisfaisants que si on sait maintenir un accord constant entre les poumons, le cœur, les muscles et l'estomac.

La durée de la période d'entraînement ne peut être fixée d'une façon ferme, car elle est variable avec chaque individu, suivant son âge, son sexe, son tempérament, etc. On estimera qu'il est suffisant quand le sujet qui a été soumis à ses pratiques a vu se développer son énergie musculaire, augmenter sa résistance à la fatigue, accroître ses qualités de souplesse, d'agilité et de sang-froid.

A) EFFETS DE L'ENTRAINEMENT

a) Muscles.

Dans les questions d'entraînement aux exercices physiques il faut s'occuper avant tout de l'économie des forces musculaires qui, il faut bien le reconnaître, dépendent surtout de la constitution plus ou moins robuste qui nous a été transmise. Certainement les muscles exercés augmentent de volume, mais encore n'est-ce que jusqu'à une limite individuelle infranchissable : à cette hypertrophie correspond une augmentation de force ; mais elle est peu considérable et je crois qu'il faut interpréter autrement les résultats musculaires de l'entraînement. Celui-ci fortifie bien les insertions musculaires, durcit les tendons, mais surtout il augmente dans les muscles la facilité de répéter avec une plus grande rapidité et pendant plus longtemps le même effort sans qu'il en résulte plus de fatigue.

b) Poumons.

L'entrainement spécial des poumons demande à être poussé très loin ; toutes les autres qualités qu'il aurait pu obtenir d'autre part seront de peu de valeur si le cycliste n'arrive pas à régler sa respiration, à la rendre forte, profonde, calme et régulière ; s'il n'arrive pas, en un mot, à résister longtemps à l'essoufflement. Que lui servirait d'être vigoureux et agile si, faute de souffle, il était obligé de s'arrêter après une courte période d'efforts. C'est tellement vrai que si, par un entraînement méthodique, il n'arrive pas à se débarrasser d'un hôte aussi gênant, je lui conseille d'abandonner sa bicyclette sans espoir de retour, car cela démontrerait qu'il est hors d'état de pédaler dans les conditions les plus ordinaires.

L'effet pulmonaire de l'entraînement consiste donc dans une plus grande facilité des mouvements respiratoires pendant tel effort qui, précédemment, avait pour résultat de « couper la respiration ».

c) Cœur.

Le cœur, ai-je déjà dit, doit être sain et entraîné, car c'est lui qui domine toute la physiologie des mouvements. On arrive facilement à cette adaptation du cœur au début de l'éducation cycliste, comme on doit le faire d'ailleurs lors de chaque reprise après une longue interruption, en ne faisant que des petites courses sagement conduites, pour que l'organe ait le temps de s'accommoder à l'effort rapide. Lorsque le cycliste est entraîné on peut être certain que son cœur, qui n'est qu'un muscle, en somme, a subi les lois de l'hypertrophie; ses contractions, précipitées au début, sont devenues plus fortes mais leur rythme est normal. Première conséquence, l'essoufflement a disparu. L'activité générale de la circulation a pour deuxième résultat la possibilité de nourrir plus vite, de réparer mieux et plus rapidement les pertes subies par les muscles pendant leur travail. (Bourlet.)

d) Peau.

La peau elle-même bénéficie de l'entraînement; par le fait que la bicyclette est un agent d'exercice extérieur, la peau, à la suite de son exposition prolongée à l'air, se durcit et devient plus apte à résister au soleil et au froid. En outre, l'entraînement ayant pour résultat de brûler la graisse en excès, il en résulte que la transpiration diminue, puisqu'il se forme bien moins d'eau en raison de l'absence de graisses à décomposer.

e) Effets généraux.

Sous l'influence du travail musculaire les fonctions organiques se régularisent, les échanges s'activent et les combustions augmentent; petit à petit, au fur et à mesure que l'entraînement s'avance, les réserves inutiles disparaissent et le muscle se débarrasse de toute surcharge graisseuse qui ne pourrait que gêner son bon fonctionnement. Ces graisses sont brûlées pour alimenter la contraction musculaire; bientôt, en même temps que l'essoufflement diminue, le poumon rejette moins d'acide carbonique à travail égal, et le rein ne filtre plus autant d'urates : l'entraînement est complet. Nous allons pouvoir nous lancer sur la route!

B) PROGRAMME D'ENTRAINEMENT

La modification subie par les organes sous l'influence de l'entraînement n'a qu'une durée passagère : si elle s'acquiert assez vite elle se perd de même; on doit donc persister dans les pratiques de l'entraînement pour se conserver « en condition », suivant l'expression consacrée.

a) Moyen d'entraînement principal. — Travail musculaire.

Le travail musculaire est le plus puissant des moyens d'entraînement, mais il demande à être conduit avec une sage méthode, qui doit avoir pour premier principe de ne pas changer brusquement les habitudes musculaires antérieures.

Dans le futur cycliste dont je m'occupe ici, je ne veux envisager, bien entendu, que l'officier, l'amateur, qui peut être appelé à faire surtout du fond et seulement un peu de vitesse.

Si donc il est un peu fort, obèse même, il devra commencer par une série de bains, alternés avec des séances de massage faites de temps en temps; et chaque matin il prendra une douche froide. Celui qui, pour une raison quelconque, d'âge, de maladies articulaires, de séjour prolongé dans une fonction sédentaire, a perdu un peu de souplesse dans les articulations ou d'élasticité dans les muscles, celui-là, dis-je, fera bien de se préparer à l'entraînement vélocipédique par des exercices propres à produire ces résultats favorables : assouplissement des membres inférieurs, montées et descentes successives d'escalier, sauts en hauteur, en largeur, à cloche-pied, etc.

C'est après s'être astreint à ces exercices préparatoires qu'il pourra aborder l'entraînement sur bicyclette, auquel, bien entendu, pourront être soumis d'emblée les jeunes gens ou les personnes ayant conservé, avec leur souplesse, l'habitude des exercices corporels.

b) **Moyens d'entraînement secondaires.**

Le secret du véritable entraînement réside dans l'application d'une diététique sévère et dans l'équilibre parfait des divers appareils de l'économie. Il faut donc, pendant la période d'entraînement, adopter un *régime alimentaire* correct, simple, substantiel, en évitant tout ce qui peut activer la reproduction de la graisse perdue; fournir aux poumons un *air pur*, bien oxygéné; favoriser le fonctionnement de la *peau* par une hygiène bien entendue; laisser son *système nerveux* dans le plus grand calme, cerveau et moelle. Je ne cite cette dernière prescription que pour être complet, encore que certains amateurs puissent en faire leur profit, car elle s'adresse plutôt aux professionnels, à qui on recommande l'absence de toute préoccupation, de tout souci, de tout excès génésique ou autre, l'épuisement nerveux étant une cause d'infériorité marquée dans les exercices musculaires.

Je résumerai par ces quatre mots, *être modéré en tout*,

les moyens secondaires applicables à l'entraînement vélocipédique : cela me semble suffisant, simple et facile à retenir.

c) Exercices d'entraînement extérieur.

Les exercices extérieurs sont pratiqués sur des routes un peu accidentées; il faut sortir tous les jours, et commencer par des promenades de une heure à une heure et demie, dont la durée sera portée progressivement à quatre heures. L'état de la respiration et le degré de la fatigue sont les éléments qui servent à régler la progression.

On doit partir à petite allure et augmenter progressivement jusqu'à son train normal qu'il faut s'attacher à conserver régulier; les côtes sont abordées franchement mais lentement; enfin on exécute de temps en temps quelques courtes poussées rapides.

Lorsqu'on est suffisamment en forme, on peut alors asseyer en vitesse des courses de plus en plus longues, d'abord en terrain facile, puis sur des routes accidentées. A partir de ce moment l'entraînement est terminé.

Le règlement vélocipédique de l'armée allemande considère comme rendement d'instruction suffisant 30 kilomètres parcourus en deux heures sur bonne route et par un temps favorable; le règlement français demande comme épreuve à ses vélocipédistes, de couvrir en moins de quatre heures, 60 kilomètres sur une route moyennement accidentée.

a) Du coup de pédale.

Un dernier mot avant de terminer ce qui a trait à l'entraînement : il s'agit de la façon la meilleure de donner le coup de pédale. Il faut, pour y arriver, un entraînement tout spécial, et à voir passer la grande majorité des vélocipédistes, on serait en droit de croire qu'ils ne s'y sont pas livrés; cette question a cependant une importance de premier ordre.

Le point mort — tout le monde sait ce qu'on appelle ainsi en mécanique — existe peut-être géométriquement dans le mouvement des pédivelles, mais dans la réalité il n'est pas; il y a seulement une position de ces pédivelles dans lesquelles, sans être nulle, l'action des jambes est bien faible.

Pour parer à cette faiblesse, on a vanté beaucoup un mouvement spécial du pied sur la jambe que les anglophiles désignent sous le nom d'*ankle-play;* les bons pédaleurs, ceux qui savent utiliser ce jeu de la cheville, arrivent en effet à exercer sur la pédale un effort bien *constant* et constamment dirigé suivant la circonférence qu'elle décrit autour de son axe. Mais il faut bien avouer que cet ankle play est très difficile à pratiquer, pour la raison physiologique qu'il existe entre les muscles analogues des deux côtés du corps une synergie musculaire qui demande un long apprentissage avant de se laisser vaincre.

Sous le nom de « coup de pédale simplifié » on a conseillé un procédé (Baudry de Saunier) qui consiste à pédaler de façon que la pointe du pied soit *toujours* plus basse que le talon, et de telle sorte que la fin du travail du pied ascendant et l'attaque du pied descendant soient rigoureusement concomittantes.

Ce procédé est aussi difficile que l'autre et ne se prête pas à une vitesse égale.

Ecartant pour la pratique tous ces procédés difficiles, je conseille tout simplement de pédaler de façon à ce que le bras supérieur de la chaîne soit toujours tendu et qu'il n'y ait point d'à-coup; on perfectionnera son coup de pédale en le terminant la pointe du pied basse pour amoindrir la valeur de l'angle mort inférieur.

Enfin, mais petit à petit et en s'étudiant beaucoup, on s'efforcera d'arriver à faire coïncider la fin du travail d'un pied avec la reprise de l'autre; on y arrivera peut-être.

Quand on saura donner un coup de pédale aussi parfait, on sera tout surpris de pouvoir franchir les côtes les plus dures avec une réelle aisance; c'est là, je crois, tout le secret des bons routiers.

Nos vélocipédistes militaires doivent s'attacher à faire comme eux.

IV

En avant.

Voici que notre bicycliste s'est lancé sur la route : amateur, il court à son plaisir ; militaire, il remplit un devoir. Dans le premier cas, ce plaisir ne doit pas devenir une cause de maladie ou d'accident ; dans les deux cas, le cycliste doit savoir apporter la plus stricte économie dans la dépense de ses forces. Ce chapitre quatrième n'a pas d'autre intention que de lui indiquer les règles d'*hygiène spéciale* auxquelles il fera bien de se reporter, s'il veut éviter des fatigues inutiles et des indispositions plus inutiles encore.

I. — HYGIÈNE GÉNÉRALE DU CYCLISTE

L'exercice de la bicyclette est un exercice tout particulier et très différent dans son essence de beaucoup d'exercices musculaires. (Lucas-Championnière.) Par conséquent, juger les questions d'hygiène du cyclisme avec les données générales sur l'hygiène des exercices physiques, c'est se tromper du tout au tout. Je dis cela pour motiver les quelques principes spéciaux que je vais exposer aussi brièvement que possible.

A) HYGIÈNE ALIMENTAIRE

---

a) **Aliments.**

Un régime alimentaire défectueux peut être une cause d'accident (Richardson), d'autant plus que le cyclisme est un apéritif de premier ordre, du moins lorsqu'on en fait sans abus du côté de la vitesse ou du fond. Or, un régime qui serait trop animalisé, sous prétexte d'être plus reconstituant, serait un régime défectueux : c'est sur ce point spécial que je veux appeler l'attention des cyclistes.

« Le muscle nourrit le muscle » est un aphorisme anglais absolument faux ! Vouloir redonner des forces à un vélocipédiste par une alimentation azotée excessive (viandes) non seulement n'est pas utile, mais encore peut être *nuisible*, parce que les déchets de l'alimentation azotée (urée) s'ajoutant à la plus grande quantité de déchets produits pendant le travail (urée), il en pourrait résulter un empoisonnement du sang tel que toute marche deviendrait impossible. (Lucas-Championnière.)

Devant cette déroute de la viande (en excès), beaucoup vont s'arrêter surpris, et incrédules peut-être ; ils n'auraient pas raison, car la physiologie du travail musculaire vient corroborer cette hypothèse de physiologie pathologique. Il est démontré depuis longtemps que c'est la combustion du glycogène incorporé au tissu musculaire qui met au service de ce tissu l'énergie dont il a besoin pour son travail, et que, d'autre part, le sucre ordinaire se transforme rapidement en glycogène dans notre organisme. Or, le professeur Chauveau vient d'exposer tout récemment à l'Académie des sciences (séances des 14 et 21 mars 1898) le résultat de ses expériences qui lui ont démontré l'aptitude du sucre à remplir le rôle d'un excellent aliment, et sa supériorité sur les graisses au point de vue de la valeur nutritive respective, supériorité qui s'accuserait davantage lorsque s'active la fonction rénovatrice et formatrice des tissus animaux.

Les hydrocarbones sont donc les aliments de choix du cycliste, qui s'adressera de préférence au sucre ordinaire qui est pour lui un aliment de premier ordre. En le faisant, il poursuivra toujours l'analogie, déjà signalée, qui existe entre lui et la machine à vapeur : le sucre (hydrocarbone) remplacera le charbon (carbone). Ce n'est pas à dire qu'il faille substituer le sucre aux autres aliments. Pas du tout, il suffit de le comprendre dans l'alimentation pour une assez forte proportion.

Déjà, en 1896, le docteur Coulon (de Sceaux) avait signalé les heureux résultats que lui avait donnés cette pratique. Il préconisait pour une journée de marche l'usage de 400 grammes de pain et 250 grammes de sucre, qui lui donnaient beaucoup de carbone et peu d'azote. Cette quantité pourrait être consommée de la façon suivante :

L'action énergique du sucre commençant à se faire sentir dix minutes après l'ingestion et atteignant son maximum quarante minutes après (Mosso et Paoletti), on pourrait absorber toutes les deux heures de 50 à 60 grammes de sucre. Sous la forme de solution concentrée dans l'eau, aromatisée même de café, si l'on veut, la prise en est facile, surtout si on l'accompagne de quelques bouchées de pain. Le soir, arrivé au gîte, on fait un bon dîner : voilà quel doit être le régime alimentaire du cycliste en travail.

Je le résumerai ainsi : laisser aux coureurs leurs régimes compliqués ; user avec modération des aliments qui excitent l'appétit ; ne rien changer à son régime, mais se rappeler qu'il faut vivre sur son fonds et réparer juste ses pertes, par conséquent ne pas faire d'excès alimentaires ; insister sur les hydrocarbonés, en particulier sur le sucre qui, à la dose de 50 à 60 grammes toutes les deux heures, entretient à merveille l'énergie musculaire (1).

---

(1) Les Allemands viennent d'introduire le sucre dans leur ration alimentaire, sous forme de confitures. — Nos soldats en reçoivent journellement 21 grammes.

b) Boissons.

S'il est nécessaire que le cycliste remplace l'eau qui a été rejetée sous forme de sueur ou d'urine, il est tenu, en le faisant, à de certaines précautions spéciales.

Quantité. — D'abord s'il se permettait une absorption trop rapide d'une certaine quantité de liquide, il en résulterait une modification de la tension vasculaire et une action réflexe sur le cœur par l'estomac distendu, qui auraient pour effet d'affoler rapidement cet organe si impressionnable.

Température du liquide. — Ensuite, il ne faut jamais boire froid; il existe un vieux dicton populaire qui peut être considéré comme exprimant la règle à observer dans tous les cas : « Si vous avez froid, buvez froid ; si vous avez chaud, buvez chaud. » (Capitaine Richard.)

Nature du liquide. — Enfin il est important de faire bien attention à la nature du liquide qu'on va boire, car elle peut agir aussi sur le cœur pour en troubler le rythme.

Il a déjà été question de l'alcool; je n'y reviendrai pas autrement que pour ajouter que l'absorption d'un liquide même très peu alcoolique, peut provoquer un essoufflement que n'aurait pas donné l'ingestion de l'eau pure prise en quantité égale; le café pris *en excès* a le même inconvénient grave.

c) Excitants.

Dans le chapitre physiologique de cette étude, j'ai eu l'occasion d'exprimer mon avis sur les divers excitants, kola, coca, etc., que le développement des exercices sportifs avait contribué à répandre de façon peut-être un peu inconsidérée. Je devais le rappeler dans cet article d'hygiène alimentaire; je le fais en me résumant ainsi : pas d'excitants ; leur action est passagère encore que bien exagérée, et en fin de compte il en résulte plutôt un affaiblissement du pouvoir musculaire. (Lucas Championnière.)

B) HYGIENE DE LA PEAU

L'hygiène de la peau a un rôle capital, étant donné son rôle complexe et important : enveloppe protectrice et sensible, élasticité remarquable, vascularisation et secrétions qui en font un régulateur thermique, perspiration insensible et cependant d'une extrême importance.

La peau réclame donc des soins spéciaux et son hygiène a pour le cycliste une très grande importance.

a) **Vêtements.**

Elle doit être mise tout d'abord à l'abri des injures extérieures. Quand on pédale, on transpire facilement; si on se trouve dans des conditions telles que l'air soit un peu agité, il en résultera une suractivité de l'évaporation pouvant produire un froid dangereux.

Par conséquent les vêtements du cycliste seront en laine, en particulier ceux qui sont en contact immédiat avec le revêtement cutané. Les fibres de la laine absorbent la sueur, la dispersent partout, et ne la laissent pas sur la peau comme la toile, par exemple, qui s'imbibe mais n'absorbe pas.

Je conseille de revêtir d'abord un petit tricot léger par dessus lequel on endosse un maillot de laine plus serré; la chemise de flanelle flottante protège mal contre le refroidissement.

Comme vêtements de surface : un petit veston léger, une culotte large et flottante, *peu serrée* au-dessous du genou pour permettre le libre jeu de l'articulation et ne pas gêner la circulation; des bas de laine pouvant tenir seuls sans jarretière.

Les souliers à talon sont préférables aux brodequins qui

peuvent gêner l'articulation du pied, à moins qu'on ne desserre beaucoup le laçage à ce niveau; la semelle doit être épaisse en avant, mince et souple en arrière. Enfin, pour terminer un costume hygiénique, on adopte une casquette légère, permettant le renouvellement de l'air et l'adjonction d'un couvre-nuque.

b) Peau.

La peau est la santé visible, a-t-on dit. C'est bien vrai, car la fraîcheur du teint, la souplesse des téguments témoignent de l'harmonie des divers rouages de l'économie. Pour l'entretenir en parfait état, il faut employer l'eau ou des moyens mécaniques.

Eau chaude. *Bains.* — La propreté cutanée doit être scrupuleuse; le bain a pour effet le nettoyage de la peau et la restitution de son intégrité fonctionnelle qui a pu être entravée par l'accumulation à sa surface de poussières et de débris épithéliaux. Le bain savonneux ou alcalin (250 grammes) est utile pour dégraisser; le bain à l'amidon, pour calmer; le bain à l'eau de Cologne, pour fortifier les téguments. Sa durée maximum doit être de vingt minutes, et sa température de 32° à 33° pouvant être abaissée en été : on se rappellera que le bain frais est plus tonique que le chaud, lequel est plus affaiblissant.

La fréquence des bains variera dans chaque cas particulier, mais on ne doit pas les répéter plus souvent que ne l'exige la propreté de la peau.

Eau froide (14° à 18°). *Lotions froides. Tub.* — Le procédé des lotions est pratique, à la portée de tous; il constitue un mode d'application de l'eau froide excellent pour la régularisation des fonctions cutanées.

Pour son tub, on prend une grosse éponge ruisselante qu'on place au-dessus des épaules, et on l'exprime *rapidement* sur tout le corps. On sèche ensuite en frictionnant avec des serviettes plucheuses, et on se livre à une petite promenade pour ramener la circulation. Les personnes qui font mal leur réaction se trouveront bien de faire suivre leur tub de frictions (moyens mécaniques).

Douches. — La douche froide a moins d'inconvénients que le tub parce que son effet est plus uniforme, plus rapide, et atteint d'emblée toute la surface cutanée; son action est aussi plus tonique. C'est une excellente méthode d'endurcissement, d'entraînement, pour résister aux variations de température et pour régulariser les fonctions de l'économie.

Moyens mécaniques. — L'emploi des *frictions* est aussi d'un utile secours dans l'hygiène de la peau, qu'elles soient employées seules ou de concert avec l'eau froide.

Les frictions se font soit avec la main seule, — et alors c'est un moyen de massage, — soit avec des brosses de crin, de flanelle, de chiendent; on peut les imbiber de liquides alcooliques aromatiques.

Ce procédé stimule la circulation périphérique, excite les extrémités nerveuses, enfin nettoie et entretient la peau.

Le *massage*, lui aussi, débarrasse la peau des impuretés qui la souillent, mais il agit surtout sur les muscles, et c'est à ce titre qu'il va en être question.

C) HYGIÈNE DES MUSCLES

La meilleure hygiène musculaire consiste à observer les principes que j'ai énoncés jusqu'alors, c'est-à-dire à ne pas leur demander plus qu'ils ne peuvent donner et à les mettre à même de réparer leur dépense.

Dans cet ordre d'idées, on peut faire intervenir le massage qui agit sur les muscles en réveillant leur contractilité (pétrissage); sur la circulation locale qu'il exagère; sur le système nerveux, dont il régularise les fonctions.

Sous son influence bienfaisante, le muscle gorgé de sang veineux se vide, et les toxines ou résidus du travail musculaire sont versés plus vite dans la circulation générale, et par conséquent éliminés par les reins : les urines sont plus chargées.

Le massage est donc un puissant modificateur du système locomoteur qui mérite d'être employé plus généralement qu'on ne le fait; il n'est pas difficile à pratiquer, comme il l'est dans les cas pathologiques : tout le monde saura vite faire du pétrissage et des frictions des muscles.

Si, après cela, on veut bien se coucher de bonne heure et se lever de même, on peut être assuré qu'on aura mis sa musculature dans les meilleures conditions pour fournir une nouvelle étape.

II. — HYGIÈNE SPÉCIALE DE ROUTE

Sortant des généralités, nous allons indiquer maintenant quelles sont les règles d'hygiène qu'il convient d'observer dans les diverses situations où peut se trouver un cycliste faisant de la route.

A) AVANT LE DÉPART

Repas. — Il ne faut pas partir à jeun, ni après avoir pris un repas copieux, car alors la digestion ne se ferait pas. Si on se met en route de bonne heure, on se contente au réveil d'un café bien sucré, accompagné d'un morceau de pain; si on part plus tard, on fait un repas léger comme celui qu'on prendrait en cours de route.

En tout cas, on doit éviter de partir immédiatement après avoir mangé, car il y a là, pour le cœur, une cause d'affolement, et cela pourrait devenir dangereux si on se lançait à une allure rapide.

Soins corporels. — Il est bon de prendre son tub avant de se livrer à l'exercice, en tenant compte de l'heure du départ et du repas qui doit le précéder. Les cheveux sont tenus assez courts, pour éviter qu'ils ne s'encrassent. Enfin il est prudent de porter un suspensoir, ce qui permet d'éviter des contusions douloureuses.

Précautions contre les accidents. — On ne doit jamais partir sans examiner sérieusement sa machine, resserrer les écrous, etc. : c'est une sage précaution qui suffit souvent pour éviter de graves accidents. Enfin, et dans le but de réduire au minimum les résistances de frottement et, par conséquent, la fatigue, il faut veiller au parfait graissage de tous les roulements. C'est une précaution importante et qui demande beaucoup de soins; on doit employer une substance ni trop épaisse ni trop liquide. La meilleure graisse du routier sera préparée par lui-même, en faisant bouillir ensemble deux parties d'huile de spermacéti avec une de pétrole.

B) PENDANT L'ÉTAPE

I. — Position du corps.

a) **Mouvements du tronc.**

Certains cyclistes accompagnent leur pédalage de mouvements variés du tronc qui peuvent être ramenés à deux types : les mouvements latéraux et les mouvements d'avant en arrière.

En *terrain plat*, une fois démarré et bien dans son action, le cycliste ne doit pas faire de mouvements du torse : c'est disgracieux et inutile. Il doit rester d'aplomb sur sa machine, et demander au seul mouvement des jambes l'effort nécessaire à sa marche : monter sur chaque pédale produit un mauvais travail qui est discontinu, et, par conséquent, tend à détruire l'équilibre à chaque effort; il a pour résultat de changer à chaque instant le point d'appui des jambes, car elles participent aux mouvements du tronc, ce qui les empêche de donner la totalité de leur force.

Plus ces mouvements sont précipités, plus ils sont absurdes, car leur mauvais résultat habituel s'accroît encore par le fait de l'augmentation de la résistance de l'air : la pédale devient plus dure, et les reins se fatiguent inutilement.

Dans les *côtes,* c'est encore bien pis! Tout cycliste qui n'essayera pas d'en aborder une « lentement, mais franchement », qui fera des efforts par à-coups, en jetant son torse à droite puis à gauche, sera vite obligé de mettre pied à terre. Donc, il est désastreux, au point de vue du travail musculaire, de faire des mouvements *latéraux* du tronc.

Les *oscillations en avant* sont, au contraire, très utiles dans la montée des *côtes*, car elles font participer au travail les muscles des reins qui viennent au secours de ceux des jambes.

Ces oscillations ont pour but et pour résultat d'abaisser le centre de gravité : pour que ce mouvement ait tout son effet utile, il ne faut pas que cet abaissement soit supérieur à la valeur de la pente. Les oscillations doivent donc avoir une amplitude en conséquence. D'autre part, l'effet utile exige encore que, pour venir au secours des jambes, ce mouvement se produise alors que leur action est la plus faible, c'est-à-dire pendant l'attaque de la pédale.

Donc quand un pied attaque il faut baisser le buste, puis le relever pendant la fin de l'action du pied, pour être prêt à se baisser de nouveau quand l'autre pied attaquera le coup de pédale suivant (Bourlet).

b) **Inclinaison de la tête.**

Le corps doit être bien droit, a-t-il été dit précédemment. Je ne ferai à cette règle que deux exceptions en ce qui concerne l'inclinaison de la tête.

Si on roule un peu vite, avec vent debout, il faut pencher sa tête de façon que la pression de l'air extérieur ne contrecarre point la sortie de l'air expiré, sans cela l'essoufflement surviendrait d'autant plus vite qu'on doit faire plus d'efforts pour avancer contre le vent.

Enfin on a remarqué que le fait d'apercevoir le but à atteindre, quand celui-ci est à une grande distance, était une cause de fatigue cérébrale. Il ne faut donc pas le regarder; or, ceci s'applique très bien aux côtes un peu longues. Il est d'observation qu'on les monte mieux la nuit; et cela ne peut s'expliquer autrement que parce que l'on n'en aperçoit pas le sommet. Par conséquent il ne faudra pas regarder trop en avant quand on devra en grimper une; on inclinera légèrement la tête, et on fixera son regard en avant de la roue.

II. — Vitesse.

J'ai déjà insisté, à plusieurs reprises, sur la nécessité qu'il y avait de ne pas considérer la bécane exclusivement comme un instrument de vitesse quand même, et sur l'intérêt qu'il y avait à savoir régler cette vitesse qui doit varier à chaque instant de la route. C'est cette variabilité dont je veux indiquer maintenant la nécessité et les conditions pratiques.

a) Allure de marche.

Je rappelle tout d'abord un principe absolu : « Le mode de fonctionnement de son cœur est le guide le plus sûr que puisse suivre un cycliste en exercice. » J'ai dit combien cet organe était impressionnable aux efforts musculaires : il convient par conséquent de préparer son action dès le début de chaque sortie. D'où cette règle : « Il ne faut jamais partir en vitesse, ni aborder rapidement une rampe un peu dure; il faut ralentir l'allure. » Chez les jeunes sujets la marche progressive est une précaution encore plus indispensable; le contraire les exposerait à des conséquences graves pour le présent et pour l'avenir; chez les hommes faits, oublieux de cette règle, il pourra arriver que l'équilibre cardiaque sera rompu pour toute la journée; ils s'essouffleront tout de suite, au moindre effort: le mieux qu'ils auront à faire sera de rentrer et de remiser leur machine jusqu'au lendemain (Lucas Championnière).

Je suppose le lecteur suffisamment édifié sur l'allure qu'il doit prendre au départ; il l'accélère progressivement. Jusqu'à quel point doit-il le faire? Je ne saurais trop répéter que le danger de la bicyclette c'est l'excès de vitesse; certes, je reconnais volontiers que souvent c'est malgré soi qu'on se sent gagner à la main, tant l'instrument est souple et docile. Mais il faut savoir résister à cet emballement, à ce délire de vitesse; il faut avoir assez de force de volonté pour savoir se contenter d'une belle et bonne allure de routier tranquille, que tout homme sain peut tenir longtemps sans fatigue et sans péril (Verchère). Cette vitesse *normale*, en terrain plat, est comprise entre 15 et 18 kilomètres à l'heure : la mécanique et la physiologie le prouvent.

Une course de 60 kilomètres à bicyclette représente un travail de 114.000 kilogrammètres, soit 1.900 par kilomètre. Or, le piéton dépense trois fois plus pour parcourir la même distance.

Par conséquent, à dépense égale, le bicycliste pourra faire trois fois plus de chemin que le piéton; celui-ci pouvant en moyenne couvrir de 5 à 6 kilomètres à l'heure, l'allure normale du cycliste sera comprise entre 15 et 18 kilomètres. Voilà ce que dit la mécanique; la physiologie expérimentale arrive au même résultat: la vitesse de rotation des jambes abandonnées à elles-mêmes tend, dans la mesure des résistances possibles, à se modeler sur le synchronisme cardiaque, c'est-à-dire qu'elles donnent un coup de pédale par chaque battement du cœur, soit 60 en moyenne à la minute : avec le développement moyen de 5 mètres, cela représente du 18 kilomètres à l'heure. Certes les jambes peuvent aller plus vite, elles peuvent atteindre la cadence 100 à 110, mais j'ai eu soin de faire remarquer qu'elles ne pouvaient la conserver que pendant quelques secondes ; j'ajouterai, pour compléter ce point de notre étude, qu'il est démontré qu'accélérer ce rythme c'est aboutir certainement à l'abaissement de la vitesse moyenne.

Règle. — La vitesse normale, raisonnable et pratique du routier est comprise entre 15 et 18 kilomètres à l'heure, en terrain favorable.

b) **Régularité de marche.**

Les efforts sont la cause univoque de l'essoufflement ; je l'ai déjà dit. Pour l'éviter il faut donc s'attacher à régulariser ces efforts, et non pas à conserver toujours une vitesse régulière, comme le font trop souvent des cyclistes qui se croient très forts dans leur art, mais qui ne sont en réalité que des ignorants. Ils ont un cyclomètre, un odomètre, un tachymètre, etc., qui leur dit constamment combien ils ont fait de kilomètres, à quelle allure vertigineuse ils roulent : l'œil fixé sur le cadran de l'appareil, ils pédalent comme des forcenés, s'attachant à maintenir fixe l'aiguille de leur indicateur de vitesse.

Or ce sont là des instruments nuisibles et même dangereux sur des routes accidentées ; car vouloir maintenir sa vitesse toujours égale, c'est ne pas se rendre compte des efforts variés que cela exige : et l'effort agit sur le cœur pour en ruiner l'action.

Règle. — On doit régler à chaque instant sa vitesse de façon que le travail mécanique produit par seconde garde une valeur constante. Voilà ce qui constitue la régularité dans la marche.

Le calcul a permis d'autre part de formuler cette seconde règle : La vitesse devra varier en raison inverse de la résistance.

Les trois causes capables de changer cette résistance sont : les pentes, le vent et l'état du sol.

1° *Pentes ou Côtes.*

Il est certain que le péché mignon de la bicyclette est de ne pas se prêter commodément à la montée des pentes ; mais de ce qu'on voit nombre de cyclistes mettre pied à terre en bas des côtes et pousser devant eux leur bécane, il ne faudrait pas conclure à l'impossibilité de gravir en machine les pentes ordinaires de nos routes carrossables. S'ils ne les montent pas, c'est qu'ils sont fatigués ou plutôt qu'ils ne savent pas : ils les abordent en faisant des efforts excessifs, ce qui rend dangereux le sport vélocipédique, car ils imposent à leur cœur un travail excessif qui l'épuise : ils s'essoufflent rapidement, transpirent, descendent de machine, et déclarent qu'il leur est impossible de monter une côte. Je répète qu'ils le pourraient tous faire moyennant qu'ils aient une certaine vigueur musculaire, une multiplication pas trop forte, et surtout de l'adresse. Au premier rang de cette qualité je place la connaissance de l'allure qu'il convient d'adopter en raison de l'inclinaison de la pente.

Voici, sans aucun calcul, quelles sont les proportions dans lesquelles un touriste doit abaisser (ou augmenter) sa vitesse s'il veut continuer à fournir toujours le même travail en montée ou en descente (1).

---

(1) Le chiffre adopté pour unité en plat est celui qui représente la vitesse obtenue en couvrant à la *seconde* une distance égale au développement de la machine.

PENTES.	MONTÉES.	DIMINUER sa vitesse de	PENTES.	DESCENTES.	AUGMENTER sa vitesse de
0	1,00	»	0	1,00	»
1 °/o	0,75	1/4	1 °/o	1,20	1/5
2 °/o	0,55	1/2	2 °/o	1,50	1/2
3 °/o	0,40	3/5	3 °/o	1,75	3/4

Ne pas observer cette règle, surtout dans les pentes à 3 p. 100 en montée, c'est aboutir nécessairement à l'essoufflement et à la sueur, puisqu'on est de 3/5 au-dessus de son travail.

Dans les descentes, à part celles de 1 p. 100, il y a une raison de vitesse excessive qui, heureusement, empêche le cycliste de suivre la règle. Mais comme il y a pour lui une diminution de travail, il en résulte en somme un repos relatif.

Ceci dit, voici comment il faut s'y prendre pour monter une côte :

L'aborder posément et non en emballage, ce qui n'est admissible que pour les petits raidillons; tirer sur le guidon; faire avec le corps des oscillations rythmées en avant et pédaler correctement, aussi rond que possible : il ne faut pas que la chaîne se détende; s'étudier à parer au laisser-aller de la jambe remontante, en fixant son attention d'une façon soutenue sur l'intervention active des fléchisseurs de la cuisse pour leur faire apporter un appoint supplémentaire de travail par la simple diminution de leur passivité; respirer largement; regarder en avant de la roue; ne pas se presser, et appliquer la diminution de vitesse exigée par le degré de la pente : si lentement qu'on aille, on atteint encore une vitesse double de celle qu'on aurait à pied.

Cependant si la côte est trop longue et trop dure, supérieure à 4 p. 100, il ne faut pas craindre de mettre le pied à terre de temps en temps : il n'y a rien qui délasse comme la marche. Pour tous ces motifs je ne suis pas partisan des changements de vitesse instantanés appliqués aux ascensions des côtes : je les crois seulement utiles pour lutter contre le vent, ce puissant ennemi du cycliste (Gibert).

2° *Vents.*

Le vent debout agit en effet sur le cycliste pour retarder sa marche et augmenter son travail dans les mêmes conditions et pour les mêmes raisons que lorsqu'il s'agit d'une rampe à monter.

Un vent faible (2 mètres à la seconde) n'est pas perçu par le cycliste, cependant il est suffisant pour freiner sa vitesse; instinctivement le cavalier augmente ses efforts pour revenir à son allure normale, et ne tarde pas à être au bout de ses moyens : il explique sa fatigue prématurée par une mauvaise disposition particulière, et ne se rend pas compte que s'il avait observé la règle il ne serait pas plus fatigué qu'à l'habitude. Quant aux vents sensibles ou forts, ils ont le talent d'exaspérer le cycliste imprudent qui s'empresse de bourrer contre eux..... mais ça ne dure pas longtemps ! Il faut dans tous les cas consentir franchement la réduction de vitesse nécessaire, et, à ce prix, on pourra marcher sans fatigue ni sueur.

Quant le vent est favorable on ne sait pas en profiter pour augmenter son allure; on roule facilement, on se croit très en forme; c'est le raisonnement inverse de celui de tout à l'heure. Mais enfin comme, dans ce cas, il y a repos, c'est une compensation (capitaine Perrache).

Les vents, comme les côtes, exigent une réduction ou une augmentation de vitesse proportionnée à leur intensité et au sens suivant lequel ils soufflent par rapport au cycliste. On les désigne de la façon suivante, selon leur vitesse en mètres par seconde :

A peine sensible	1	Très forte brise	10
Brise légère	2	Vent très fort	15
Brise vent frais	4	Vent impétueux	20
Vent bien frais	7	Tempête	24
Forte brise	8		

Voici maintenant dans quelles proportions doit varier l'allure de marche :

VENT contraire.	VITESSE.	DIMINUTION.	VENT favorable.	VITESSE.	AUGMENTATION.
0m à la seconde	1 »	»	0m à la seconde	1 »	»
2 —	0,75	1/4	2 —	1,20	1/5
4 —	0,65	1/3	4 —	1,40	2/5
6 —	0,50	1/2	6 —	1,60	3/5
8 —	0,40	3/5	8 —	1,80	4/5

Pour marcher contre le vent on observe les mêmes règles que pour monter une côte, sauf qu'il ne faut pas faire de mouvements du torse, qui sera penché en avant, ainsi que la tête, pour diminuer la résistance et faciliter la respiration.

C'est dans ces cas-là qu'un cycliste pourra faire avantageusement usage d'un système quelconque de changement de multiplication, pour l'abaisser avec le vent contraire et l'augmenter quand il est favorable.

Un moyen très simple qui pourrait être adopté avec les roues égales dont on fait usage actuellement consisterait à garnir chacune d'elles de deux petits pignons sur chaque joue des moyeux, de façon à avoir $3^m,60$, $4^m,60$, $5^m,40$, et $6^m,30$ de développement à volonté. Suivant la dureté de la route à parcourir on placerait sous la chaîne le petit pignon voulu, de 24, 20, 16 ou 14 dents (grand pignon de 40). Il faudrait, bien entendu, une chaîne à maillons amovibles, comme on en trouve d'ailleurs dans le commerce.

Ce procédé est simple, facile à réaliser dans la construction; il serait solide et peu onéreux: je le crois pratique.

3° *Nature du sol.*

La nature du sol agit aussi pour diminuer la vitesse de marche; elle influe sur le frottement de roulement dans les proportions suivantes, qu'il y a lieu d'observer également si on veut obtenir une régularité constante dans les efforts :

Sol parfait (piste de vélodrome), vitesse 1,10. Augmenter de 1/10.

Sol très bon (routes bien entretenues), vitesse 1. Augmenter de 1/10.

Sol passable (routes ayant besoin d'être rechargées), vitesse 0,90. Diminuer de 1/10.

Sol mauvais (pavés, chemins), vitesse, 0,75. Diminuer de 1/4.

4° *Règle de marche.*

Comment faire pour conserver un train régulier (au point de vue du travail ou effort) en toute circonstance? C'est bien simple : observer sa respiration et les battements de son cœur. Si ces deux fonctions s'accélèrent, c'est qu'on produit trop de travail à la seconde : il faut ralentir jusqu'à ce que tout rentre dans l'ordre, et ne jamais continuer à marcher essoufflé.

Ce faisant, on peut affronter toutes les côtes, lutter contre tous les vents, passer par tous les chemins, avec autant de calme que dans la marche à plat; on va moins vite, c'est vrai, mais enfin on ne pousse pas sa machine, on reste dessus... et on ne s'éreinte pas.

Nous pouvons simplifier, pour la pratique, les données des tableaux qui précèdent et exprimer ainsi une règle facile à retenir : une côte douce (3 p. 100), un vent sensible (7 mètres), exigent une réduction de vitesse de 10 kilomètres. Une montée à peine perceptible, un vent léger, en réclament une de 4 kilomètres.

D'ailleurs, les bons chevaux de trait savent parfaitement et instinctivement obéir à cette règle : il faut faire comme eux et non comme ces carcans épileptiques qui s'épuisent rapidement en efforts désespérés (capitaine Perrache).

TEMPS EMPLOYÉ pour parcourir un hectomètre.	VITESSE A L'HEURE.	TEMPS EMPLOYÉ pour parcourir un hectomètre.	VITESSE A L'HEURE.
Secondes.	Kilomètres.	Secondes.	Kilomètres.
51,4	7	25,7	14
45	8	24	15
40	9	22,5	16
36	10	21,1	17
32,7	11	20	18
30	12	18,9	19
27,6	13	18	20

III. — Faim et Soif.

1° *Faim.* — La faim est le besoin instinctif qu'on ressent de renouveler à la machine humaine sa provision de combustible. Si donc on éprouve en cours de route la sensation de la faim, il ne faut pas hésiter à faire un repas court et composé d'aliments légers, de digestion facile : lait, œufs à peine cuits, un peu de féculents. On mangera peu, et on attendra quelques moments avant de se remettre en selle.

2° *Soif.* — Malgré les déperditions en eau qu'il a pu subir par le fait de la transpiration, un bon cycliste ne doit jamais boire pendant la marche (Gibert). S'il lui est difficile de ne pas faire autrement, il boira très peu à la fois, quitte à boire plus souvent, car il sait que, prises en grande quantité, les boissons ont de gros inconvénients, dont le moindre est de « couper les jambes ».

Il boira de l'eau pure, c'est encore ce qu'il y a de meilleur, ou coupée d'un peu de café. La limonade sucrée est à la fois une boisson rafraîchissante et reconstituante pour le cycliste, non à cause de son acide carbonique, mais par le sucre qu'elle contient : on peut donc en faire usage, mais bien se garder de l'abus, si tentant lorsque l'on a soif, et que l'on ressent dans la bouche la saveur aigrelette et agréable de la limonade citrique.

A la fin de l'étape, on pourra avaler une ou deux tasses de café sucré, auquel on ajoutera une légère dose de cognac si l'on est un peu fatigué.

Au repas, pris en route, on ne doit boire que de l'eau légèrement rougie, et avec la plus extrême modération.

IV. — Soins corporels.

Quelques cyclistes ont l'habitude, en été, de se laver la tête et la figure à l'eau froide. On perçoit une sensation, certes, bien agréable, mais on doit se rappeler qu'il va se produire une réaction qui exagérera la circulation du côté de la face et de la tête, et qu'à ce moment une exposition prolongée à un soleil ardent peut amener une insolation.

En tout cas, si on le fait, il ne faut jamais employer une eau trop froide ni se nettoyer avec de l'eau croupissante recueillie dans un fossé ou dans une mare.

La tête doit rester couverte pour éviter l'encrassement par les poussières, le refroidissement par évaporation de la sueur (névralgies), ou l'action directe du soleil sur le crâne.

Les yeux ont besoin d'être protégés par un lorgnon à verres fumés ; des lunettes seraient préférables. On les met ainsi à l'abri de la crudité de la lumière qui brûle la route blanche, de la poussière et surtout des moucherons qui viennent trop souvent se glisser sous les paupières.

D'autre part, les amétropes, c'est-à-dire ceux qui n'ont pas une vue normale (myopes, hypermétropes, etc.), doivent remédier d'abord à leurs anomalies de réfraction, en portant les lunettes de correction dont ils ont besoin s'ils veulent user de la bicyclette sans danger pour eux ou pour le public (Mirovitch).

Les lunettes sont quelquefois gênantes parce que le vent souffle entre elles et les yeux, ce qui provoque du larmoiement; on peut y remédier en adoptant des lunettes spéciales, garnies en dehors d'un rebord en toile métallique comme en portent les lunettes des cantonniers.

Lorsqu'on fait une course assez longue, on éprouve aussi le besoin de *se reposer* un peu. On choisira pour cela un endroit abrité, et on le fera de façon aussi courte que possible, le repos prolongé étant la condition la plus efficace pour prédisposer l'organisme à la fatigue (Lagrange).

V. — Précautions contre les accidents.

Il est une foule de précautions que le cycliste doit prendre quand il roule, s'il veut éviter des accidents. Je ne les énumérerai pas toutes, encore que cela soit de l'hygiène préventive ; je me contenterai de rappeler qu'il est dangereux de lâcher son guidon ou les pédales; qu'il faut toujours être maître de sa machine dans les descentes; éviter les rails des tramways; ne pas tourner trop court, non seulement à cause des collisions possibles, mais pour éviter les glissades quand le sol est « graisseux »; croiser ou dépasser les chevaux à faible vitesse, autant pour eux que pour le cycliste, etc.

C) ARRIVÉE AU GITE

1. *Soins corporels.* — Pour un touriste qui arrive à l'étape, il est un besoin impérieux qui prime tous les autres, c'est celui de se laver, et de se laver grandement; cette pratique hygiénique enlève toute la poussière, nettoie la surface cutanée et lui rend le libre fonctionnement de ses divers organes; elle possède en outre une action tonique des plus efficaces.

Immédiatement après l'exercice on prendra donc toujours un tub à défaut de douche froide : il n'existe pas de sensation plus voluptueuse que celle d'une douche prise en descendant de machine, alors que le corps est encore en pleine transpiration. En route, à défaut d'un local ou d'un matériel spécial, on a bien vite fait d'improviser l'outillage nécessaire : dans le coin d'une écurie, on se déshabille et place ses effets sur une botte de paille; une éponge et deux seaux d'eau froide complètent l'installation.

Il est nécessaire, en outre, d'apporter un soin plus particulier au nettoyage de diverses parties du corps.

Les orifices naturels de la face demandent à être débarrassés avec grand soin des poussières ou des insectes qui ont pu y pénétrer; il faut surtout bien se laver les yeux avec de l'eau boriquée ou naphtolée.

La chevelure et la barbe sont savonnées, puis lotionnées à l'alcool camphré.

Les pieds exigent une attention soutenue quand ils prennent de l'hyperhydrose plantaire. Pour la combattre : changer de bas fréquemment; se nettoyer à l'arrivée et soigneusement, surtout les espaces interdigitaux, avec une eau astringente (solution d'alun 1/100) ; les frotter ensuite à l'eau de Cologne ; assécher et saupoudrer avec une poudre composée de talc (80 grammes), amidon (20 grammes) et acide salicylique (3 grammes).

Je ferai remarquer que le même traitement peut être efficacement employé de façon préventive : on le suit alors chaque matin les jours où on ne roule pas.

Les cyclistes dont le siège s'échauffe facilement, soit du fait des frottements de la selle, soit parce qu'ils emploient une selle défectueuse, peuvent soigner l'érythème ou les excoriations du pourtour de l'anus par des lotions froides suivies d'une application de poudre de riz ; si ce traitement ne suffit pas, ils s'adresseront aux moyens indiqués pour combattre l'hyperhydrose.

2. *Alimentation.* — Le soir on peut et on doit faire son principal repas, car on a tout le temps voulu pour le bien digérer.

Un cycliste bien entraîné se reconnaîtra toujours à sa façon de se comporter à table, car il ne sera pas éprouvé par la fatigue. Il est un préjugé qui veut que l'on cherche dans la fatigue corporelle un excitant de l'appétit et de la nutrition : ce préjugé est erroné, car, parmi les causes qui entravent la digestion il faut placer la fatigue corporelle.

Plus on est vanné moins on mange, faisant ainsi comme les mauvais chevaux : raison de plus pour ne pas aller jusqu'à la grande fatigue et se bien ménager lorsqu'on fait une étape un peu dure.

3. *Repos.* — Le soir, se coucher de bonne heure est encore la meilleure façon de se refaire le système nerveux ; on ne se livrera pas à un travail cérébral, on sera sage — je m'entends — et après une nuit employée à dormir à poings fermés on s'éveillera frais et dispos, *semper paratus*... à faire de la route.

Les repos absolus et prolongés devront être évités car les réserves hydrocarbonées qui avaient été brûlées s'accumuleront à nouveau et nécessiteront un nouvel entraînement avant qu'on se remette en route. C'est pour cela que j'ai dit qu'un repos prolongé était ce qu'il y avait de plus propice pour prédisposer à la fatigue.

III. — MALAISES ET PETITS ACCIDENTS.

a) **Fatigue ou courbature.**

Lors donc qu'un bicycliste se dépense trop, ou bien s'il reprend sa machine qu'il avait laissée au repos pendant quelques mois, d'hiver par exemple, ou encore au début de son apprentissage, il ne tarde pas, quelques heures après, à ressentir de l'accablement, de l'engourdissement dans les muscles des jambes, du dos, des bras, et des douleurs articulaires; de la somnolence..

Il voudrait dormir, mais il ne peut pas; ou bien, s'il s'endort, il se réveille brisé, les membres raides. Il n'a pas d'appétit, ses urines sont rares et chargées ; on peut quelquefois observer un petit mouvement fébrile. C'est la courbature.

L'intensité des symptômes est en rapport avec la durée du travail effectué et la violence avec laquelle il a été exécuté : en général, cette courbature dure de un à quatre jours. J'ajoute, pour l'expliquer physiologiquement, qu'elle n'est autre chose qu'une auto-intoxication par les produits de désassimilation des éléments azotés.

Les accidents légers de fatigue ou de courbature disparaissent seuls par le repos, en quelques jours. On peut y aider par des bains prolongés, des frictions, du massage ; enfin on favorise l'élimination des toxines en administrant des boissons aqueuses abondantes.

b) Surmenage.

Le défaut d'entraînement, la fatique poussée à l'excès, amènent : soit des accidents aigus de surmenage avec auto-intoxications (Mathieu) à allures typhoïdes (autotyphisation de Peter) produites par l'acide carbonique et une hyperproduction de toxines accumulées, et auxquelles peuvent se surajouter des symptômes infectieux du côté des vaisseaux (phlébite) ou du cœur (myocardite) (Faisans); soit plus simplement de la faiblesse générale, avec grande prostration et atonie de toutes les fonctions. Ajoutons que chez les surmenés les maladies intercurrentes les plus bénignes se compliquent d'accidents graves.

Je ne parlerai pas du surmenage chronique aboutissant à la neurasthénie, à l'épuisement nerveux : c'est une question plus exclusivement médicale.

Les accidents qui précèdent réclament une médication assez active, dont je me contente d'indiquer les directives : purgation, boissons abondantes, caféine, massage, inhalations d'oxygène.

c) Crampes.

On peut voir, à la suite de grands efforts, chez les cyclistes qui ont dépassé leurs moyens, survenir des crampes par fatigue musculaire des mollets, des cuisses ou des avant-bras. C'est une contracture passagère mais douloureuse, durant quelques heures mais pouvant persister trois ou quatre jours. On en voit survenir aussi quelquefois à la suite d'une fausse position, comme d'être mal en selle, par exemple.

La prédisposition aux crampes est augmentée : 1° par les aliments, boissons ou médicaments excitants du système nerveux (café, kola, alcool, vin blanc surtout); 2° par le tabac, en raison de son action sur le système circulatoire; 3° par la présence de varices ou par le port de jarretières trop serrées, qui agissent en entravant le cours du sang. (Dr Petit.)

Aussitôt qu'on ressent une crampe il faut s'arrêter pour se reposer en mettant dans l'extension le membre qui en est le siège; on fait des frictions au-dessus des muscles contractés, sur lesquels on applique ensuite un lien serré, un mouchoir par exemple.

Les personnes qui sont sujettes aux crampes fréquentes devront faire de l'hydrothérapie et du massage à titre préventif; elles s'abstiendront absolument de tous les poisons des nerfs ou du cœur: alcool, tabac, etc.

d) Plaies cutanées.

Il faut soigner tout de suite, si on veut éviter les complications septiques (érysipèle, phlegmon, tétanos, etc.), toutes les plaies produites en cours de route. Tout d'abord, et si elles sont salies par de la poussière, etc., les laver avec de la solution bichlorurée (1/2000), et les débarrasser scrupuleusement de tous les corps étrangers qui peuvent la souiller; mettre ensuite la plaie à couvert avec un pansement antiseptique aussi fermé que possible.

Je recommande donc d'avoir toujours dans sa poche un paquet de pansement analogue à celui en usage dans notre armée en campagne (gaze purifiée, coton hydrophile, bande de gaze, épingles de nourrice); et empaqueté pardessus (en petits paquets séparés) soit du sublimé (0,50) ou du napthol (0,20), doses pour un litre d'eau pure, bouillie de préférence.

Les vélocipédistes militaires, qui marchent pendant les manœuvres soit comme estafettes soit en pelotons, doivent tous être pourvus d'un paquet analogue; celui-ci peut-être composé facilement par les médecins des corps à l'aide des ressources du service courant.

J'ai indiqué, je crois, le traitement des petites misères qui peuvent assaillir un cycliste et dont il est facile de chercher à se débarrasser tout seul ou avec l'aide d'un camarade.

Pour les cas plus graves, accidents ou maladies il faut avoir recours aux lumières d'un homme de l'art, et ne pas hésiter à s'adresser tout de suite à l'intervention médicale.

V

Le pour et le contre.

> La vélocipédie a ce caractère particulier que ses *avantages* sont sensibles à tout le monde, alors que ses *inconvénients* ne peuvent être signalés que par un médecin. B. DE SAUNIER.

La bicyclette a des avantages, mais aussi des inconvénients; encore que les premiers dépassent de beaucoup les seconds, je me vois dans la nécessité d'indiquer successivement les uns et les autres, car il importe que tous les fervents de la bécane soient bien instruits de l'action qu'elle peut avoir sur l'organisme dans certains cas particuliers.

I. — AVANTAGES

Il résulte bien des diverses considérations précédemment émises que la bicyclette exerce tous les muscles et favorise les fonctions de la peau et des poumons, qu'elle augmente l'appétit, facilite la digestion et stimule la nutrition générale (Hallopeau); que, comme tous les exercices musculaires modérés, elle active l'élimination des toxines, et enfin « qu'il n'y a pas de tonique comparable, comme agrément et efficacité, à cette combinaison de fer et de caoutchouc qui constitue un bon vélocipède ». (Dr Blackland.)

Le cyclisme est donc un exercice parfait.

Les muscles utilisés par la bicyclette varient assez pour déterminer un exercice musculaire généralisé. En effet, je rappelle que, pour la progression, il faut les muscles de la cuisse et du bassin en action constante ; pour appuyer le pied, en assurant sa mobilité, il faut les muscles de la jambe; pour prendre un point d'appui sur le guidon, il faut ceux du haut du corps et des bras ; il faut les muscles inspirateurs pour *franchir une côte;* enfin, pour maintenir *l'équilibre*, il faut les muscles des masses sacro-lombaires et du cou.

Tous les muscles travaillent donc et se développent parallèlement, exception faite pour ceux des cuisses et des bras qui se développent davantage.

Eh bien, il n'y a pas un seul exercice physique qui en développe autant; par conséquent, il est éminement salutaire et, à ce point de vue, préférable à l'escrime, à l'équitation, etc., qui n'exercent que certains groupes musculaires.

Le vélo développe la poitrine, donne et entretient de la souplesse dans les articulations; enfin j'ai déjà dit qu'il pouvait permettre de redresser une certaine catégorie de bossus : l'emploi raisonné du cycle produit en effet l'écartement des vertèbres, allonge et redresse l'ensemble de l'épine dorsale. (Dr Bilhaut.) Il est donc rationnel de permettre et même de prescrire l'usage de la bicyclette aux jeunes gens qui ont de la déviation de la colonne vertébrale (scoliose) par faiblesse de la musculature ou par attitude vicieuse.

De même, et contrairement à l'opinion courante, l'usage de la bicyclette ne peut procurer aux *hernieux* que des avantages très sensibles, sous les réserves suivantes : choisir une machine basse, reculer la selle en arrière de l'aplomb du pédalier, subir un entraînement plus lent et plus progressif, s'interdire les fortes rampes et les grandes vitesses.

En tenant compte de ces prescriptions, qu'il porte un bandage ou non, que sa hernie soit légère ou même irréductible et grave, le hernieux verra s'accroître son activité, si nécessaire et si utile dans son hygiène spéciale. Le cyclisme pourra amener chez lui de l'amaigrissement, condition capitale pour l'amélioration du malade, et souvent on sera surpris de constater la guérison ou plutôt la disparition d'une hernie que le chirurgien déclarait même inopérable. (Lucas-Championnière.)

Bien entendu, les conseils d'un médecin seront périodiquement nécessaires; mais le point essentiel à retenir, c'est qu'on ne doit plus interdire ce merveilleux exercice aux personnes atteintes de hernie, par crainte d'accidents consécutifs : que de coureurs professionnels sont des hernieux à bandages !

Là où le cyclisme exerce son action la plus favorable, c'est chez les arthritiques et chez les névropathes. Or, à l'époque actuelle les quatre cinquièmes de la population sont sous la domination de l'un ou de l'autre de ces états ; par conséquent, la bicyclette est appelée à jouer un rôle des plus utiles pour arriver à les modifier, sinon à les guérir.

Arthritisme. — Il a été démontré, à la suite de recherches chimiques et d'examens cliniques, que toutes les affections à nutrition insuffisante ou ralentie étaient favorablement amendées par la pédale (qui a précisément pour effet d'activer la nutrition); le professeur Robin a constaté, devant l'Académie de médecine (octobre 1894), que l'acide urique diminuait de moitié dans les urines après une course modérée. Par conséquent, les rhumatisants chroniques, les goutteux, les graveleux, les obèses doivent faire de la bicyclette ; outre l'amendement général qui en résultera pour eux, ils verront disparaître plusieurs symptômes arthritiques bien gênants, tels que la constipation habituelle, les hémorroïdes, etc.

En outre, les goutteux et les rhumatisants porteurs de vieilles arthrites du genou ou du pied, qui ont tant de peine à marcher, pourront circuler plus facilement et prendre cet exercice, qui figure toujours en première ligne dans l'hygiène thérapeutique qu'on leur impose. Toutefois, ils ne devront commencer à pédaler que lorsqu'il n'y aura plus à craindre de rechute après un accès, et y aller avec prudence et modération. (Dr Reuss.)

En outre, les goutteux et les graveleux doivent, par nécessité, uriner beaucoup; or, quand il fait chaud, la vélocipédie fait transpirer, et par conséquent diminue la quantité des urines émises. Ils devront donc s'en abstenir en été, mais en user largement, encore qu'avec modération, aux températures basses ou moyennes, parce qu'alors la bicyclette active au contraire l'excrétion urinaire.

Maladies nerveuses. — La guérison des névropathes, neurasthéniques, etc., est le triomphe de la bicyclette. Les maladies nerveuses elles-mêmes retirent d'excellents résultats de l'emploi de la bécane. (Dr Hammond.)

En le mesurant à dose modérée, on en obtient des effets sédatifs, parmi lesquels on peut noter la distraction qu'il procure aux sédentaires, l'influence favorable qu'il exerce sur le sommeil chez les nerveux excitables.

La bicyclette est encore un instrument de diversion aux préoccupations psychiques; le mouvement exécuté devient promptement automatique : or l'automatisme est une cause physiologique de diminution de fatigue en raison de la non intervention du cerveau, et par conséquent du repos de cet organe.

D'autre part, le plaisir complexe qu'il éprouve peut être le meilleur stimulant de l'activité nerveuse qu'on puisse recommander à un homme dont le cerveau est fatigué, déprimé.

Ce *plaisir*, dont je viens d'écrire le nom, est en effet tout spécial, et nul autre ne lui est comparable. Certainement la bicyclette est un véhicule qui procure l'indépendance absolue. Elle seule peut vous mener où il vous plaît d'aller; elle seule encore est vraiment et toujours à votre disposition. Mais toutes ces qualités ne suffisent pas à expliquer l'origine du plaisir qu'on éprouve à marcher à bicyclette.

Où réside-t-il? Si agréable que soit le passe-temps, on ne peut pas placer son plaisir dans le fait d'avoir parcouru de nombreux kilomètres, d'avoir battu un record, un camarade; ce sont là des raisons secondaires et banales dont il convient même de ne tenir aucun compte.

D'autres auteurs le placent dans la satisfaction due à la sensation très particulière qu'on éprouverait à acquérir et à maintenir son équilibre. (Lucas-Championnière.) Le professeur Tissié pense, de même, que le plaisir proviendrait de nombreuses associations d'idées correspondant aux diverses attitudes provoquées par la recherche de l'équilibre.

Mais ce n'est guère qu'au moment de l'éducation que les attitudes sont variées; dans la suite, l'équilibre se conserve sans qu'on y pense; il n'y a plus de difficulté vaincue, partant plus de victoire.

Je pense que le plaisir résulte tout simplement du mouvement et qu'il s'accroît de la conscience nette qu'a le cycliste de se sentir maître de son effort. (Docteur Pasquier.) Le mouvement agit en dynamogénisant l'individu; il a la valeur d'un excitant. (Féré.) Bref, c'est l'exaltation de toutes les fonctions physiologiques aboutissant à une certaine excitation de l'activité psychique qui est la cause de cette sensation toute spéciale qui est le plaisir éprouvé par le cycliste en action; j'y joindrais volontiers l'action excitante de l'air et la notion de la vitesse de marche.

II. — INCONVÉNIENTS

S'il y a pour le vélocipédiste des dangers réels, comme pour tout individu se livrant à un exercice physique, il ne faut rien exagérer non plus. Cet exercice ne présente, à vrai dire, aucun danger qui lui soit propre (Lucas Championnière), à la condition qu'avant de s'y donner on se soit fait examiner par un médecin, et qu'on ait observé toutes les règles énoncées dans le courant de cette étude.

Outre les quelques petits accidents qui ont été signalés du côté des mains et des articulations, le cyclisme peut influencer défavorablement le cœur, le système nerveux, les yeux ou les organes génito-urinaires : point n'est besoin de répéter ici pourquoi.

On lui a aussi reproché son attrait trop vif et trop exclusif qui tend « à supprimer, pour ainsi dire, chez l'homme l'action si saine et si naturelle de la marche ». (Marey, Weber, capitaine Richard.) Le capitaine Richard a protesté énergiquement dans le *Journal des sciences militaires* (avril 1897) comme soldat et comme patriote, tant il craint que la bicyclette et les automobiles ne tendent « à engendrer la paresse physique et la répulsion pour la marche ». « Plus on va, en France, dit-il, moins on marche, et c'est cela qui constitue le danger de notre armée. »

Je ne m'arrêterai pas à réfuter trop longuement ces craintes vaines, car je suis persuadé que la bicyclette nous donnera des hommes plus vigoureux et plus alertes, d'autant que son usage se répand surtout dans la jeunesse des villes ; je ne sache pas que les jeunes gens de cette catégorie, sédentaires autrefois, étaient alors plus préparés à la marche qu'ils ne le seront dans l'avenir. L'entraînement qu'ils subiront au régiment les rendra aptes à faire des fantassins d'autant meilleurs qu'ils auront été endurcis et assouplis par un exercice de plein air aussi parfait que l'est le sport vélocipédique.

a) Cœur.

L'usage modéré de la bicyclette n'est pas aussi nuisible pour le cœur qu'on a bien voulu le dire à un moment donné (Mendelssohn) ; autrement, il ne se serait certainement pas généralisé aussi vite. (Leyden.) Mais il faut pour cela que le cœur soit sain, car dans le cas contraire il surviendrait vite de la dilatation aiguë, et peut-être la mort. (Petit.) Il faut encore qu'on n'use pas de la bécane de façon abusive, car cet abus arriverait, fatalement et finalement, à augmenter aussi les dimensions du cœur, de la même façon que la marche forcée produit chez les jeunes soldats des accidents de dilatation aiguë. L'exercice immodéré a encore pour résultante de rendre le cœur plus irritable, et, dans ce cas, on éprouve des palpitations sous la moindre influence.

b) **Système nerveux.**

Le système nerveux peut, lui aussi, réagir de façon assez accentuée chez certains individus.

J'ai signalé que l'exercice vélocipédique provoquait une accélération de la circulation : à celle-ci correspond toujours et chez tout le monde un état d'exaltation qui amène un changement dans la manière d'être habituelle du sujet ; tel qui est taciturne devient bavard quand il est en selle; tel autre perd toute modération et toute retenue dans ses propos, etc.

Or, ceci est bien plus sensible encore chez les névropathes, dont le cerveau est plus excitable. On voit survenir chez eux des phénomènes d'ivresse mécanique. (Bain.) L'exercice peut donc provoquer des bouffées délirantes chez les dégénérés (Ferrand), lesquelles ne sont que l'exagération des effets normaux de l'exercice physique sur l'activité psychique. (Dr Pasquier.)

c) **Organe de la vision.**

On a constaté des inflammations oculaires externes plus ou moins fortes, et même certains troubles visuels chez des personnes qui s'adonnaient de façon exagérée aux exercices vélocipédiques.

Quand on marche en vitesse, ou contre le vent, il se produit en effet un vrai fouettage atmosphérique sur les parties antérieures de l'appareil de la vision, une véritable compression qui peut amener à la longue des changements dans les dimensions du globe oculaire, d'où des douleurs, des éblouissement, etc.

Ce fouettage, même sans tenir compte de l'action des poussières, excite et irrite la conjonctive : d'où des blépharites, conjonctivites, etc., possibles; on a beau tenir les yeux fermés, l'injection se produit quand même.

Enfin, chez les cyclistes qui font de grandes courses, des 100 kilomètres par jour, il peut survenir des troubles du fond de l'œil, avec vertiges, obscurcissement, éblouissements, d'où résultent un manque d'orientation, des chutes et des accidents.

Les personnes qui n'ont pas une vue normale sont exposées elles aussi à certains inconvénients.

Myopes. — Les myopes sont plus gênés à bicyclette qu'à pied, par suite de la confusion des impressions rétiniennes périphériques. Ils devront toujours corriger leur amétropie avant de partir, et ne jamais se laisser aller en vitesse, non seulement à cause des accidents possibles, mais parce qu'ils sont exposés à avoir des embolies ou des hémorragies rétiniennes en raison de l'augmentation de la tension intra oculaire qui se produirait alors.

Hypermétropes. — Dans ce genre d'amétropie, la vision rapprochée est seule défectueuse, confuse ; cette confusion augmente encore par la vitesse, et peut aller jusqu'à empêcher toute distinction des objets de près, d'où le danger. Il faudra également bien corriger sa vue avant que de se mettre en route.

Astigmates. — A plus forte raison, les obervations qui précèdent s'appliquent aux astigmates. (Mirovitch.)

d) Appareil génito-urinaire.

Les accidents produits par la bicyclette sur le périnée sont de nature et de gravité très diverses : érythème cutané, intertrigo périnéal et quelquefois interfessier, coccygodynie (Placzek), abcès, hématome, rétention d'urine, etc.

En outre, il existe réellement de la congestion des organes génitaux situés au-dessus du plancher périnéal (Roper, Berg, Hamonic), mais elle tient surtout et uniquement à une mauvaise conformation de la selle ou à une mauvaise position prise par le cycliste. A l'inflammation de l'urèthre postérieur ou de la protaste, peuvent se joindre la cystite du col de la vessie, l'épididymite ou l'orchite. (Hamonic.)

Il n'est pas prouvé cependant que la pression de la selle puisse provoquer des uréthrites (Aldhuy), mais il est certain que la bicyclette les réveille quand elles sont incomplètement ou trop récemment guéries, et qu'elle les entretient chroniques. (Mendelsohn, Petit.)

La stase veineuse due à la compression du périnée par un bec de selle trop saillant peut amener l'érection (Damain) ; cependant le cas est rare, le massage périnéal continuel produisant plutôt une impuissance momentanée.

En général, tous les phénomènes morbides relatés ont cessé dès que les malades on fait usage d'une selle rationnelle. (Reuss.)

Il résulte de ceci que toute personne atteinte d'une affection quelconque des organes génitaux devra s'abstenir de la bicyclette jusqu'à parfaite guérison, et en particulier celles qui sont « momentanément affligées d'une de ces inflammations que l'on contracte presque toujours dans le domaine de Cythère, et qui font couler des larmes brûlantes ailleurs que par les yeux ».

Les véritables accidents des organes génitaux sont les traumatismes dus soit à une projection du cavalier en avant sur le bec de la selle ou sur le tube horizontal du cadre, soit à une chute sur la roue arrière.

La chute en avant peut être causée par un ressaut sur le pavé, par une secousse, un choc ; la chute sur le bec de la selle donne lieu à des accidents ordinairement bénins, quelquefois à une déchirure de l'urèthre, mais guérissant facilement.

La chute à califourchon sur le cadre, à la suite d'un ressaut violent ou d'un arrêt brusque, de même que la chute sur la roue arrière, peut amener des accidents graves, hématomes, déchirures plus ou moins complètes. (Delobel 1893; Aldhuy, 1895; Monniot, 1896.)

Les albuminuriques doivent prendre de grandes précautions et faire analyser souvent leurs urines. Si l'albumine persiste ou tend à augmenter, ils feront bien de renoncer à l'exercice de la bicyclette.

c) Membres.

Lorsqu'on fait usage d'un guidon mal placé, trop oblique, le talon de la main appuie trop fortement sur la poignée, et on s'expose à avoir une paralysie ou une parésie des muscles de l'avant-bras, dans le domaine du nerf cubital. (Simpson, 1896; Destot.)

Je dois ajouter cependant que, pour que cet accident puisse se produire, il faut que le cycliste soit peu entraîné et qu'il roule sur mauvaise route, ce qui augmente les trépidations. En tout cas, il convient de changer souvent l'application des mains sur le guidon.

Les médecins anglais ont signalé que, sous l'action du poids de la partie supérieure du corps reposant sur les mains appuyées au guidon, ces mains s'élargiraient à la longue et progressivement au point de ressembler à de véritables battoirs !

Je ne crois pas que ce danger puisse inquiéter quiconque n'est pas un professionnel.

Enfin, je dois signaler qu'on dit en Allemagne avoir vu, à la suite de courses trop longues ou répétées, survenir des arthrites du genou ou se développer des processus ostéomyélitiques. (Soc. méd. int. Berlin, décembre 1895.)

III. — ROLE DU MÉDECIN

Le cyclisme relève non seulement de la science du constructeur, mais encore de la science médicale, en raison des dangers auxquels il peut exposer. C'est ce qui explique pourquoi les médecins sont intervenus lorsque l'usage de la bicyclette a pris son extension rapide.

Au congrès, tenu à Caen, de l'association pour l'avancement des sciences, le docteur Lucas-Championnière entrait le premier dans l'arène en faisant une conférence « sur la bicyclette ». Cette question, portée par le docteur Petit, en 1894, devant l'Académie de médecine, y provoqua une intéressante discussion sur le rapport fait par M. Hallopeau, dont les conclusions favorables ne laissèrent pas que de soulever quelque émotion. La bicyclette, plutôt malmenée par Verneuil, Dumontpallier, etc., fut soutenue par Gariel et le professeur Marey. Les sociétés de médecine de France et de l'étranger s'occupèrent aussi de l'étude du cyclisme et lui devinrent peu à peu favorables, sous réserve des observations ou des règles que j'ai indiquées.

Aussi le médecin d'aujourd'hui a-t-il le devoir d'étudier le sport cycliste pour pouvoir conseiller ceux qui s'adresseront à lui : le temps n'est plus de blâmer ou de proscrire, de parti pris, un exercice de pareille valeur que celui de la bicyclette. S'il l'a fait, le médecin pourra jouer un rôle sérieux dans cette question ; mais, pour être sérieux, il faut que ce rôle soit pratique (Lucas-Championnière) ; c'est à y atteindre que je me suis surtout attaché dans cette petite étude destinée aux officiers.

Certainement, la bicyclette n'est pas susceptible de déterminer une maladie; mais il est démontré qu'elle peut révéler des tares dont on ne soupçonnait pas l'existence et mettre en évidence des affections jusque-là latentes.

Tout le monde doit donc, avant de faire de la bicyclette, subir un examen médical préalable, les malades et les vieillards surtout — ceci a pour moi la valeur d'un axiome — afin de savoir si l'exercice auquel on va se livrer sera facilement toléré et n'aura pas de retentissement fâcheux sur tel organe ou sur la santé générale. Le médecin, je le répète, est seul apte à donner des conseils pratiques, car, même pour ceux qui peuvent pédaler, l'allure peut et doit être graduée suivant les dispositions, la manière d'être, la condition de chacun.

Certaines maladies constituent des contre-indications formelles à l'usage de la bicyclette; d'autres s'opposent seulement à l'entraînement, et par conséquent à la fatigue : le médecin saura les découvrir et donner aux intéressés les conseils réclamés par les circonstances.

Il doit porter son attention tout spécialement sur les appareils respiratoire et circulatoire, pour s'assurer qu'il n'existe aucune lésion susceptible de s'aggraver par cet exercice (Le Gendre) : les règlements vélocipédiques des armées française et allemande exigent leur intégrité absolue.

Du côté de l'*appareil respiratoire*, c'est surtout les tuberculeux qu'il faut dépister. En Allemagne, Mendelssohn leur permet la bicyclette; Voss, au contraire, trouve cet exercice aussi nuisible pour eux que les ascensions en montagne, et il a grandement raison. Toute l'école française est unanime pour conseiller aux tuberculeux avérés de renoncer au cyclisme. (Petit.) Comme tous les exercices un peu violents, il détermine de la tachycardie, circonstance plus nuisible qu'utile à cette catégorie de malades. (Faisans.) Mais, en lui interdisant la bicyclette, le médecin, méfiant dans l'obéissance du sujet, devra l'avertir des dangers qu'il courrait s'il se livrait à cet exercice malgré la défense qui lui est faite. En revanche, ceux qui ne sont encore que des prédisposés, ou qui sont guéris, s'en trouvent on ne peut mieux : la bicyclette augmente leur vitalité, et les met en mesure de lutter avec plus de chances contre l'invasion bacillaire ou d'affirmer plus vite leur guérison. Quant aux emphysémateux, je suis d'avis qu'en leur dosant méthodiquement l'exercice cycliste on peut arriver à leur faire déplisser leurs alvéoles pulmonaires; mais grande prudence, et gare au cœur !

L'examen du poumon doit être suivi de celui des fosses nasales; on voit, en effet, des personnes se fatiguer à bicyclette simplement parce qu'elles respirent par la bouche au lieu de le faire par le nez, ce qui peut tenir à une lésion de cet organe (végétations adénoïdes. déformation de la cloison, rhinite hypertrophique) qu'il sera nécessaire de traiter avant de permettre la bécane. (Legendre.)

L'*appareil circulatoire* demande à être examiné aussi avec le plus grand soin. Le cœur doit être absolument sain, et la bicyclette rigoureusement interdite à tous les cardiaques. (Voss, Petit.) Du côté des vaisseaux, la même interdiction doit s'appliquer à l'angine de poitrine, aux artérioscléreux (Mendelssohn, Villaret, Reuss) et aux variqueux excessifs, en raison des phlébites possibles; elle peut être moins rigoureuse quant à ceux dont les veines sont moins développées, les hémorroïdaires semblent même tirer de cet exercice un réel avantage.

L'*épilepsie*, les *affections du foie*, les *prostatites, uréthrites*, etc., sont également des contre-indications au pédalage.

L'examen de l'*œil* s'impose aussi ; s'il existe une affection oculaire, la bicyclette l'augmentera ou l'empirera certainement, d'où contre-indication; s'il existe une amétropie, il faudra la corriger, et ne permettre la bicyclette que si cette amétropie n'est pas trop élevée et si sa correction ramène à l'unité l'acuité visuelle.

Enfin, et c'est par là que je terminerai, la bicyclette est un instrument si merveilleusement doué qu'il s'adapte aussi bien aux faibles efforts de l'enfant qu'à ceux faiblissants du vieillard. Il n'y a pas de limite d'âge ; les hommes de 60 ans et plus peuvent être autorisés à s'en servir s'ils ne sont atteints d'aucune infirmité : elle leur est interdite absolument, par exemple, s'ils ont de l'athérôme artériel, de l'albumine ou du sucre dans l'urine.

FIN

TABLE DES MATIÈRES

III. — En selle.

IV. — En avant.

V. — Le pour et le contre.

Paris et Limoges. — Imprimerie militaire H. CHARLES-LAVAUZELLE.

www.ingramcontent.com/pod-product-compliance
Ingram Content Group UK Ltd.
Pitfield, Milton Keynes, MK11 3LW, UK
UKHW020350230726
13925UKWH00003B/1045

9 782013 692212